Tratamiento Natural Problemas de Próstata

Francisco Alcaina

Tratamiento Natural Problemas de Próstata

Published by Francisco Alcaina

Este libro se lo dedico a todos los hombres que han sufrido
de este problema y han decidido dejarlo atrás
definitivamente.

No puedo dejar de agradecer a mi pareja su apoyo durante el
problema y la gran ayuda psicológica que me aportó.

La felicidad actual compensa el esfuerzo realizado.

Muy grato a mis hijos Irene y Gerard por su comprensión y
cariño.

Tabla de contenidos

Introducción

Cada año se gasta en el Mundo mucho dinero en la creación y comercialización de medicamentos que la industria médica anuncia como la única forma de curar los problemas de agrandamiento de la próstata.

Sin embargo, un estudio profundo de la inflamación prostática puso de manifiesto que la inflamación no es más que un síntoma y que también se puede curar fácilmente.

La inflamación prostática severa puede llevar a daños en su sistema reproductivo y también iniciar una prolongada destrucción de su cuerpo.

Aun cuando sea menos severa, la inflamación prostática puede ser embarazosa, cuando usted piensa que sus hijos y su familia lo ven como un hombre viejo.

Este libro profundiza en la cura de la inflamación prostática con una simple dieta casera.

Aquí le mostraremos prácticos tratamientos para la inflamación de la próstata.

Le mostraremos cómo el agrandamiento de la próstata se puede reducir tomando remedios naturales.

No se trata de una ciencia nueva, se trata simplemente de una combinación de ingredientes naturales.

DE FORMA 100% NATURAL

¿Qué es la próstata?

La próstata es una glándula de los hombres. Ayuda a producir el semen, el fluido que contiene el esperma. La próstata rodea el tubo uretral que expulsa la orina de la vejiga hacia fuera del cuerpo. La próstata de un joven, es más o menos del tamaño de una nuez y crece lentamente con la edad. Si crece demasiado puede causar problemas de salud. Esto es muy común después de los 50 años de edad. A más edad, más probabilidad de tener problemas prostáticos.

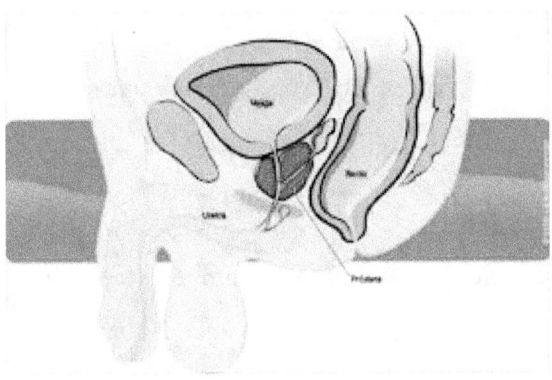

Los problemas de la próstata son muy frecuentes en hombres de todas las edades. Desde los 18 años en adelante, todos los hombres están en riesgo de sufrir de una o más enfermedades relacionadas con este órgano. Personalmente tuve problemas graves y me negué a utilizar los métodos convencionales porque vienen acompañados de grandes riesgos y muchos efectos adversos impredecibles.

Es un órgano exclusivamente masculino

La próstata, también conocida como glándula prostática, es un pequeño órgano masculino con forma de castaña situado debajo de la vejiga urinaria y alrededor de la uretra. Esta glándula es la responsable de producir los fluidos prostáticos que constituyen gran parte del semen liberado durante el orgasmo. Estos fluidos son los responsables de mantener los espermatozoides sanos y vivos y, por tanto, aumentar la posibilidad de fecundación.

El proceso de envejecimiento en los hombres suele estar acompañado del agrandamiento de la próstata. El tamaño de la glándula prostática se duplica cuando los hombres desarrollan los genitales durante la pubertad. La próstata comienza a crecer aún más cuando el hombre alcanza los 25 años de edad, pero sin embargo no se expanden los tejidos alrededor de ella y así la próstata tiende a presionar la uretra, volviendo la pared de la vejiga más gruesa e irritable. Esto puede conducir a situaciones de micción excesiva y, a la larga, la vejiga se vuelve débil y por lo tanto no vacía completamente la orina, dando lugar a las infecciones urinarias.

La mayoría de los hombres tienden a deprimirse debido a la inflamación de próstata porque piensan que la inflamación prostática es básicamente una señal de vejez, pero esto no es cierto. Gran cantidad de enfermedades prostáticas pueden afectar a hombres de todas las edades. Uno de los trastornos más comunes es la hiperplasia benigna de próstata (HBP). Por lo tanto, es obvio que no hay que deprimirse debido a una inflamación de próstata, ya que le puede suceder a cualquiera.

Mi caso

Durante un período de 5-6 meses seguí el siguiente protocolo natural basado en la alimentación, suplementos y ejercicios para eliminar mis problemas, sin acudir a ningún tipo de médico. Más abajo describo este protocolo completo.

Síntomas

Algunos síntomas deben ser observados cuando se sospeche de agrandamiento prostático y algunos síntomas son los siguientes:

- Micción excesiva y frecuente, especialmente durante la noche.

- Gotas de fluido después de la micción.

- Flujo irregular de orina, es decir un chorro fino de orina que comienza y se detiene, en lugar de un flujo continuo de orina.

- Ardor al orinar, a menudo seguido de secreción en el pene.

- Dificultad en la micción, sobre todo al iniciar el proceso de micción.

- Dolor lumbar y en el muslo.

- Volver a orinar otra vez pocos minutos después de terminar.

- Flujo lento o débil de orina durante la micción.

Puede desarrollarse un tracto urinario adicional cuando la vejiga no puede vaciarse por completo. Esto puede conducir a problemas más serios como piedra vesical, incontinencia y retención urinaria aguda.

Si se produce retención urinaria aguda, necesita acudir al médico urgentemente.

Relatos

"Pedro, 47 años, trabaja en una cadena de supermercados como gerente, en una ciudad pequeña, 15 años de casado, tiene 2 hijas de 10 y 7 años. Pedro notó que algo estaba mal con él. Empezó a ir al baño más a menudo en el trabajo y luego empezó a despertarse durante la noche. Ya no podía dormir bien. Se sentía cansado. Decidió ir a la consulta del médico cuando su esposa insistió sobre el tema. Le diagnosticaron Prostatitis. Se preocupó, se sintió viejo y abrumado pensando que debía criar a dos niños pequeños.

Se sentía confundido por el diagnóstico y avergonzado en el trabajo por las muchas veces que necesitaba ir al baño. Ya no sentía como un hombre con quien su esposa e hijas podrían contar, de repente se sintió viejo. Siguió las soluciones simples presentadas en Alivio de Problemas de Próstata y se siente bien otra vez. Ahora se siente capaz de criar a sus hijas y mantener a su familia".

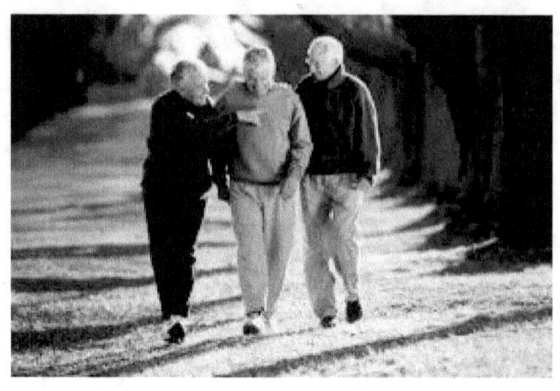

"Mariano, 65 años, jubilado. Es un jubilado muy activo. Tiene buena salud y evita muchos de los problemas que llegan con el envejecimiento. Seguro de que duele la espalda de vez en cuando y tiene que usar gafas para leer las etiquetas en las tiendas, pero, se considera con suerte y saludable. Pasa la mayor parte del tiempo en el jardín, su hobby. Pensó en los problemas de próstata en el pasado, pero consideraba que él nunca los tendría. De repente, empezó a levantarse cansado por la mañana. En un principio no se dio cuenta del por qué. Luego, empezó a ir al baño hasta 4 veces por noche. Fue a ver al médico y le dijeron que su próstata estaba inflamada. Le dieron recetas para una gran cantidad de medicamentos e incluso se trató por dos semanas. Estaba profundamente descontento con los resultados del tratamiento. Se sentía viejo, no le gustaba la actitud del médico hacia su problema, como si fuera normal para su edad y que él tendría que vivir con el "problema" a partir de ese momento. El tratamiento que recibió fue ineficaz.

Decidió probar este tratamiento, ya que, como un apasionado jardinero, sabe que las plantas tienen un enorme poder curativo. Y tenía razón. En una semana empezó a sentirse mucho mejor. Y se sintió perfecto de nuevo después de continuar su tratamiento durante otra semana.

¿Cuándo preocuparse?

Los síntomas de próstata son bastante similares a los de otros problemas urinarios relacionados con el hombre, como cáncer de vejiga, piedras en la vejiga, etc. Así, cuando se notan tales síntomas, lo mejor es visitar a un médico para la adecuada comprobación y examen. Los síntomas no se deben dejar continuar durante mucho tiempo antes de tomar las medidas apropiadas. Tomar la acción correcta en el momento adecuado puede reducir los peligros y problemas causados por la inflamación de la próstata, así como otras condiciones relacionadas.

Pueden desarrollar otras condiciones como HBP, prostatitis, cáncer de próstata y otros mucho más, si el problema de próstata no es tratado. Por eso es necesario prestar atención a los síntomas para parar la enfermedad a tiempo, antes de que se convierta en una situación más grave.

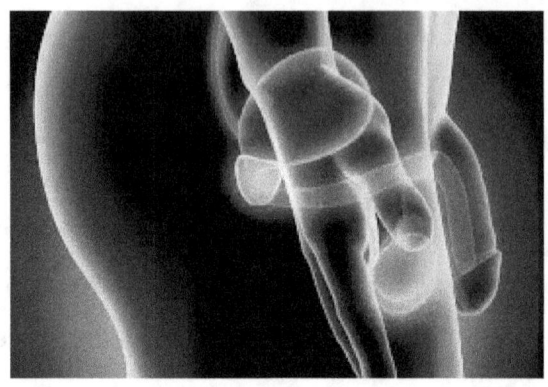

Problemas de Próstata en Hombres de 50 Años

ESTADÍSTICAS DE LAS ENFERMEDADES DE LA PRÓSTATA

Veamos qué tan frecuentes son estas enfermedades y a quienes afectan mayormente.

PROSTATITIS

La prostatitis es el problema del tracto urinario más común en hombres menores de 50 años de edad y el 3er. problema del tracto urinario más común para hombres mayores de 50 años.

HPB

HIPERPLASIA PROSTÁTICA BENIGNA

La hiperplasia prostática benigna, también conocida como HPB o agrandamiento de la próstata, es una condición bastante común. Afectará aproximadamente el 50 por ciento de los hombres entre las edades de 51 y 60 años y hasta un 90 por ciento de los hombres mayores de 80 años.

CÁNCER DE LA PRÓSTATA

Después del cáncer de piel, el cáncer de la próstata es el más común en los hombres americanos. Los estimados de la Asociación Americana de Cáncer, para el cáncer de próstata en Estados Unidos en el 2014 son:

Alrededor de 233.000 casos nuevos de cáncer de próstata serán diagnosticados.

Alrededor de 29.480 hombres morirán de cáncer de próstata.

Aproximadamente 1 de cada 7 hombres será diagnosticado con cáncer de próstata en el transcurso de su vida.

El cáncer de próstata ocurre principalmente en hombres mayores. El 60% de los casos son diagnosticados en hombres de edades 65 años o mayores y es raro en hombres menores de 40 años. La edad promedio a la hora del diagnóstico son 66 años.

El cáncer de próstata es la segunda causa principal de muerte por cáncer en hombres americanos, después del cáncer de pulmón. Aproximadamente 1 de cada 36 hombres morirá de cáncer de próstata en Estados Unidos.

Salud de la próstata

Ver estas estadísticas nos da una mejor idea sobre estas enfermedades y su persistencia en la población. Con esta pequeña introducción podemos continuar y leer el protocolo para prevenir, mejorar, o hasta curar completamente estas enfermedades de forma natural.

Prostatitis

Es una condición inflamatoria de la próstata que ocurre comúnmente en hombres entre 20 y 50 años. Esta inflamación de la próstata puede ser prostatitis bacteriana y no bacteriana. La prostatitis bacteriana, a diferencia de la prostatitis no bacteriana, puede ser de transmisión sexual. Ocurre debido a una infección bacteriana de la glándula prostática y por lo tanto conduce a la infección, el dolor y la hinchazón, así como dificultad para orinar. La prostatitis bacteriana puede ser aguda o crónica.

Por otro lado, la prostatitis no bacteriana es la forma más común y produce malestar durante la eyaculación, problemas con la micción, dolor lumbar, entre otros muchos síntomas. Aunque las causas aún no están claras médicamente, a menudo se asocia con el espasmo muscular prostático, virus, orina que fluye a través de los conductos de la próstata y otros más.

Síntomas de la Prostatitis

- Dificultad en la micción

- Impulso frecuente de orinar

- Escalofríos y fiebre

- Ardor y dolor durante la micción

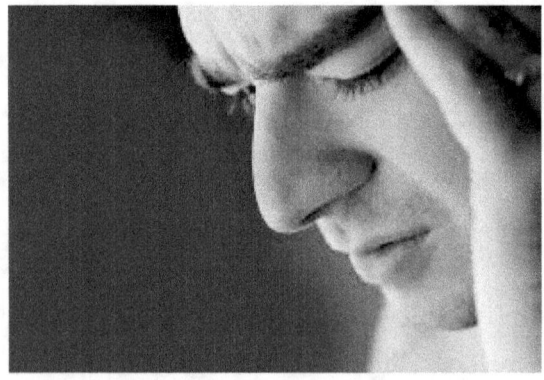

Estadísticas de Prostatitis en Europa

La prostatitis es una de las enfermedades urológicas más frecuentes en Europa. Se estima que un 50% de los varones europeos sufrirán prostatitis durante toda su vida. Algunos expertos en Enfermedades urológicas dicen que entre 5 y 10 por ciento de los hombres en Europa experimentan prostatitis en un momento determinado.

¿Qué otras Enfermedades puede causar la Prostatitis?

La prostatitis requiere tratamiento inmediato porque podría conducir a otras enfermedades. Por ejemplo, la prostatitis bacteriana aguda puede conducir a infección de la vejiga, absceso de próstata y también puede resultar en la obstrucción completa del flujo de la orina, presión arterial baja y finalmente la muerte.

¿Quién es más Vulnerable a la Prostatitis?

La prostatitis puede afectar a hombres de cualquier edad. Sin embargo, la enfermedad se desarrolla más frecuentemente en personas que tienen un estilo de vida sedentario y los que permanecen sentados por largos periodos de tiempo. Además, una persona que tiene infección urinaria, infección de vejiga o un catéter insertado puede ser más vulnerable a la prostatitis.

Medicamentos para el tratamiento de la afección

Se han producido muchos fármacos y medicamentos para el tratamiento de la prostatitis, especialmente para la prostatitis bacteriana crónica. Algunos de estos medicamentos incluyen: cipro oral, sulfametoxazol - trimetoprima por vía intravenosa, bactrim oral, ciprofloxacina oral, bactrim DS oral, ciprofloxacino en dextrosa 5% por vía intravenosa, etc...

Agrandamiento de la Próstata – Hiperplasia Benigna Prostática (HBP)

La HBP es una afección no cancerosa que afecta a la próstata y cuya causa no se conoce. Puede afectar a hombres de cualquier edad. El peso medio de la próstata en hombres jóvenes es de 20g pero la próstata puede aumentar a 150g en hombres jóvenes que sufren HBP. La uretra se estrecha cuando la próstata crece y, por lo tanto, puede provocar una obstrucción parcial de la vejiga. Generalmente debido a esa obstrucción ocurren problemas para orinar y el engrosamiento de la pared vesical. La HBP generalmente dar lugar a problemas con el vaciado de la vejiga o con almacenamiento en la vejiga. Por lo tanto, los síntomas son diferentes según el problema.

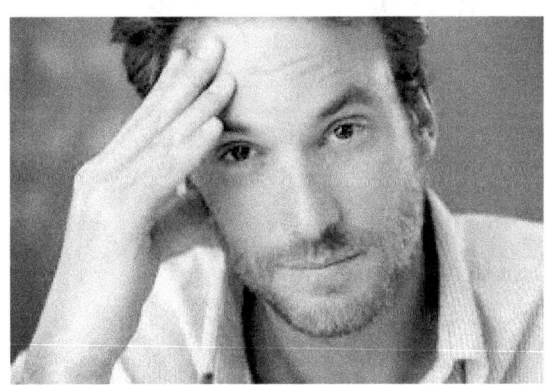

Síntomas de la HBP debido al Vaciado de la Vejiga

- Orinar con frecuencia, incluso después de orinar hace unos minutos

- Goteo después de orinar

- Disuria, dolor o dificultad para orinar o para iniciar el flujo de orina

- Sensación que la vejiga no está completamente vacía después de orinar

Síntomas de la HBP debido a Problemas de Almacenamiento en la Vejiga:

- Orinar con frecuencia

- Despertar en la noche para orinar

- Creciente e incontrolable urgencia de orinar

Estadísticas de HBP en Europa

De acuerdo con las estadísticas, el 60% de los hombres de 60 años de edad y el 80% de los varones de más de 80 años son diagnosticados de HBP. La HBP es el trastorno más frecuente de próstata y la mayoría de los pacientes diagnosticados de esta enfermedad se encuentran en el grupo de edad de 45 a 74 años. Las estadísticas muestran que unos 8 millones de hombres mayores de 50 en Europa son pacientes de HBP. 3 millones de los pacientes están entre los 50 y 59 años de edad, 2,6 millones entre 60 y 69 años y 2,8 millones entre 70 y 79 años.

¿Qué otras Afecciones puede causar la HBP?

La HBP también puede dar lugar a otros graves problemas de salud a medida que pasa el tiempo y no se recibe el tratamiento adecuado. Tales problemas pueden incluir sangre en la orina, cálculos en la vejiga, retención urinaria aguda que impide orinar. Es importante que consulte a su médico inmediatamente, sobre todo en caso de retención urinaria aguda. También puede causar daño a los riñones y vejiga, aunque estos casos por lo general son raros.

¿Quién es más Vulnerable a la HBP?

La HBP puede afectar a hombres de cualquier edad. Sin embargo, la posibilidad de desarrollar HBP es más alta en unos grupos familiares que en otros. Los antecedentes familiares de HBP pueden aumentar su riesgo de desarrollar la enfermedad y por lo tanto necesitar tratamiento. Este es generalmente el caso cuando un familiar necesita tratamiento de HBP antes de los 60 años.

Además de la herencia, otros factores que pueden aumentar la posibilidad de la HBP incluyen la edad, raza y lugar donde vives.

Medicamentos para el tratamiento de la HBP

Si usted está considerando tomar medicamento para tratar la HBP algunos de los fármacos que pueden utilizarse en el tratamiento o reducción de los síntomas incluyen los siguientes: Flomax oral, Cialis oral, Rapaflo oral, Finasteride oral, Avodartoral, Tamsulosinoral, Terazosinoral, Uroxatraloral, Doxazosinoral, Prazosinoral, Jalynoral, Proscaroral, Alfuzosinoral, Minipress oral, Silodosin oral, Dutasteride oral, Cardura XL oral, Adcirca oral, entre otros.

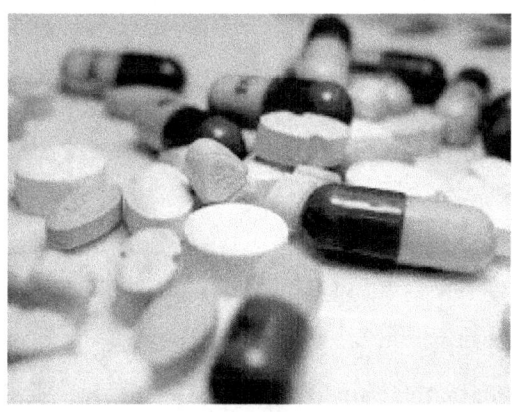

Cáncer de Próstata

Este trastorno de la próstata es el más común en hombres de edad avanzada y se considera la segunda causa más común de muertes relacionadas con cáncer en los hombres de edad avanzada después del cáncer pulmonar. Es simplemente un tumor maligno de la próstata y también es el segundo cáncer más común en los hombres después de cáncer de piel. Cuando se diagnostica en su etapa temprana el cáncer puede tratarse, pero si el cáncer de próstata se disemina más allá de la próstata hacia los huesos, pulmones, ganglios, linfáticos u otros órganos, es médicamente incurable; sólo puede ser controlado por algún tiempo.

Síntomas del Cáncer de Próstata

En su etapa inicial, el cáncer de próstata progresa lentamente y no produce ningún síntoma. Sin embargo, muestra algunos signos de alerta que deben ser analizados y estos incluyen los siguientes:

- Micción frecuente de noche y a veces durante el día

- Micción dolorosa y difícil

- Sangre en la orina o semen

Sin embargo, estos síntomas o signos no son exclusivos del cáncer de próstata. Los síntomas también pueden ser debidos al agrandamiento de la próstata o algunas otras infecciones. Algunos síntomas como dolor lumbar, pelvis o parte superior de los muslos pueden indicar que el cáncer se ha diseminado a las costillas, pelvis y otros huesos.

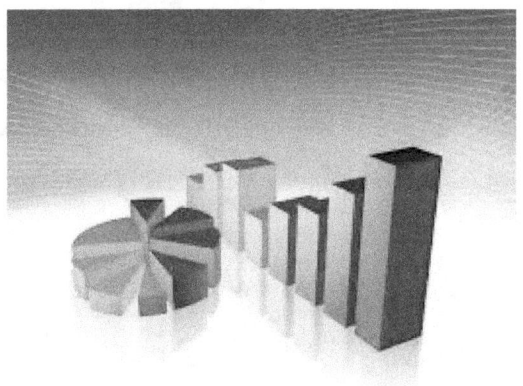

Estadísticas del Cáncer de Próstata

De acuerdo con las estimaciones, en el 2014 hubo aproximadamente 233.000 nuevos casos de cáncer de próstata diagnosticados y unas 29.480 defunciones a causa del mismo en EEUU. También se estima que los hombres afroamericanos corren mayor riesgo de contraer cáncer de próstata y también una mayor tasa de defunciones.

¿Qué Afecciones puede causar el Cáncer de Próstata?

El cáncer de próstata se hace más peligroso cuando avanza. El cáncer de próstata avanzado puede extenderse a otras partes del cuerpo y por supuesto provocar otros síntomas. En la difusión a los huesos de la columna vertebral, conocidos también como las vértebras, puede provocar la complicación conocida como compresión metastásica de la médula espinal (CMME). Esto ocurre porque las células cancerosas presionan la médula espinal. Esta es a menudo la razón del dolor intenso y de las molestias asociadas con el cáncer de próstata avanzado.

¿Quién es más Vulnerable al Cáncer de Próstata?

Varios factores aumentan la vulnerabilidad de una persona al cáncer de próstata. Los principales factores de riesgo son la obesidad, la edad y la historia familiar. Por ejemplo, es muy poco probable que los hombres por debajo de los 45 años desarrollen cáncer de próstata, pero se vuelve más frecuente con el avance de la edad. Algunos otros factores que pueden aumentar la vulnerabilidad al cáncer de próstata incluyen dieta, exposiciones médicas, virus, factores sexuales, entre otros.

¿Es Evitable el Cáncer de Próstata?

La causa exacta del cáncer de próstata no se conoce actualmente y por esta razón la mayoría de los casos de la enfermedad no se pueden prevenir.

Los casos, que se desarrollan a partir de factores de riesgo como raza, edad, antecedentes familiares y otros, entran en la categoría del cáncer de próstata que no se puede evitar. Es más, el riesgo de tal ocurrencia puede ser reducido drásticamente aprovechando algunos alimentos, suplementos, vitaminas, etc...

Obtener Asistencia Médica

Actitud de los Médicos sobre el Problema

La mayoría de las personas creen que los médicos tienen la respuesta final al problema cuando desarrollamos algunas afecciones, como por ejemplo, las enfermedades relacionadas con la próstata. Sin embargo, esto no es cierto. Es importante señalar que los médicos están influenciados por las compañías farmacéuticas. Por supuesto, los médicos son entrenados todos los años por las farmacéuticas a creer que las drogas y los medicamentos producidos por las grandes empresas farmacéuticas son las mejores formas para el tratamiento de las enfermedades.

También es importante señalar que la formación de los médicos y doctores depende de las inversiones realizadas por las grandes empresas farmacéuticas en las universidades, centros de investigación y en las asociaciones profesionales. La industria médica sólo puede dirigirse, de momento, a abordar problemas de salud humana. Por supuesto, la industria médica ha avanzado mucho, pero aún hay algunas afecciones médicas para las que la industria farmacéutica todavía no tiene respuesta. Por lo tanto, confiar en la industria médica para el tratamiento de tales afecciones lleva irremediablemente a la frustración.

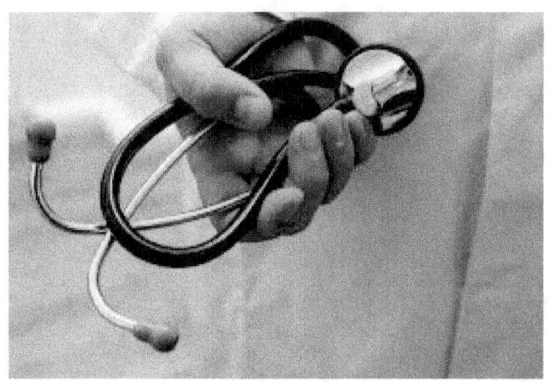

El principal problema aquí es que los médicos no quieren que usted sepa cómo están limitados en la prestación de sus servicios médicos y de salud. Por eso, la mayoría de las veces, ellos recomiendan medicamentos que no resuelven el problema, sino que simplemente dan rodeos pero … sin golpear con el martillo en el clavo. Al final, los médicos te hacen sentir confiado sobre medicamentos que realmente no curan la enfermedad, sino que simplemente ocultan los síntomas. Esta es la razón por la cual la enfermedad sigue apareciendo tiempo después, aunque está siendo tratada hace algún tiempo.

Este conocimiento sobre la verdad de los médicos hacia los problemas relacionados con la próstata, así como con muchas otras enfermedades puede iniciar un largo camino para ayudarnos a encontrar una cura eficaz para el problema, sin tener que gastar mucho dinero en medicamentos y perdiendo el tiempo en visitas al hospital.

La inflamación y algunas otras enfermedades de la próstata le pueden ocurrir a cualquiera. Los factores de riesgo pueden ser genéticos, edad, estilo de vida, etc... A pesar de que el factor de riesgo de algunas enfermedades de la próstata aumenta con la edad, las enfermedades prostáticas le pueden ocurrir a cualquiera. Por lo tanto, no hay ninguna razón para usted sentirse viejo porque tiene inflamación de la próstata. Este es otro inconveniente para obtener ayuda médica con respecto a la inflamación prostática. La mayoría de los médicos tratan la inflamación prostática como un problema natural de la edad y, en consecuencia, te hacen sentir realmente viejo, pero esto no es verdad.

Usted no debe caer en depresión simplemente porque tiene una afección en la próstata. Por supuesto, usted puede tratar la enfermedad aprovechando este libro y sentirse mejor de nuevo.

Los médicos quieren hacerle creer que las enfermedades de la próstata no son curables, pero esto no es cierto. El cáncer de próstata es totalmente prevenible y curable y la prevención y la curación es realmente muy simple y fácil. Los profesionales de la medicina, quieren que usted piense que el problema es muy científico y que la única manera de prevenirlo es realizar pruebas regularmente.

Un estudio reciente reveló que la forma más común de prueba para el cáncer de la próstata (PSA) es completamente inútil y que, en lugar de ayudar a los hombres, les perjudica.

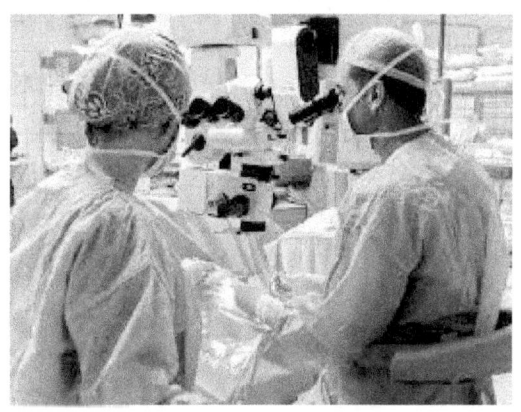

El cáncer de próstata se trata generalmente con quimioterapia y radiación, sin embargo, se ha descubierto que la tasa de éxito a largo plazo de estos tratamientos es muy baja. En lugar de arriesgar su vida con medicamentos ortodoxos, usted puede aprovechar los remedios naturales de este libro, lo que puede salvar su vida y ayudarle en el tratamiento de tales enfermedades con facilidad, con un gran número de beneficios adicionales.

El "Elefante Rosado" y los Tratamientos Generales

Los Fármacos Habitualmente Prescritos por los Médicos y sus Efectos Secundarios

Fármacos	*Efectos Secundarios*

Finasteride

Los efectos secundarios de este medicamento son raros, pero incluyen los siguientes:

- Impotencia

- Disminución de la libido

- Desarrollo anormal de los órganos sexuales del feto masculino

- Problemas de eyaculación

- Disminución de la capacidad para obtener y mantener una erección, etc.

Dutasteride

Este es un inhibidor de la 5-alfa-reductasa, igual que el finasteride y tiene efectos secundarios similares con el anterior, entre los que se incluyen:

- Disminución de la libido

- Problemas de eyaculación

- Reducción de la capacidad para obtener y mantener una erección

Alfuzosin

Se trata de un bloqueador alfa que relaja los músculos de la vejiga y tiene los siguientes efectos secundarios:

- Cefalea con mareos

- Problemas estomacales

- Disminución de semen durante la eyaculación

Doxazosin

Es también un bloqueador alfa que relaja los músculos de la vejiga y tiene los siguientes efectos secundarios:

- Disminución de semen durante la eyaculación

- Cefalea con mareos

- Problemas estomacales

Terazosin

- Disminución de semen durante la eyaculación

- Cefalea con mareos

- Problemas estomacales

Silodosin Oral

- Disminución de semen durante la eyaculación

- Congestión o secreción nasal

- Mareos

- Problemas estomacales

Cialis Oral

- Dolor de cabeza

- Malestar estomacal

- Dolores de espalda

- Dolor muscular, congestión nasal, enrojecimiento o mareos

- Los raros efectos secundarios incluyen:

- Erupción, picazón, inflamación, mareos severos, dificultad para respirar

Adcirca Oral

- Calambres estomacales

- Indigestión

- Dolor de cabeza

- Enrojecimiento temporal del cuello y la cara, y otros

Reduzca su Inflamación

La naturaleza nos ofrece prácticamente todo lo que necesitamos para vivir sanos. La razón por la cual aún encontramos algunas enfermedades intratables es porque no hemos sido capaces de aprovechar plenamente las ventajas de los recursos naturales disponibles para sanar y curar las diversas enfermedades que asolan al hombre y su entorno.

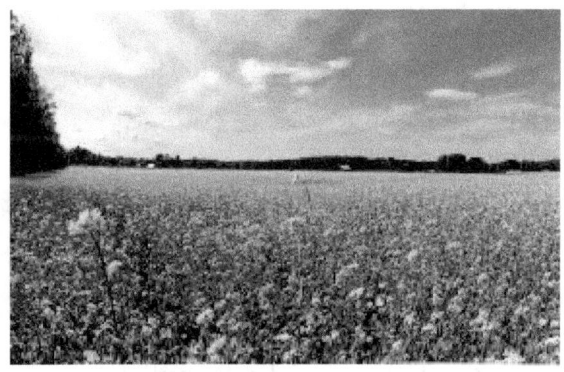

El cáncer de próstata y algunas otras enfermedades de la próstata pueden ser reducidas e incluso curadas con una dieta adecuada. La dieta en cuestión incluye almidones y carnes, verduras y grasas poliinsaturadas. Estudios recientes han demostrado que una dieta que tenga como objetivo reducir la inflamación celular le puede ayudar a evitar las enfermedades de la próstata.

Las células de la próstata pasan de normales a la neoplasia intraepitelial prostática (NIP), antes de ser cancerosas. Sin embargo, algunas células NIP pueden no convertirse en cancerosos, pero es evidente que una célula de la próstata debe pasar a NIP antes de que sea cancerosa. El Dr. A. de Marzo del Johns Hopkins Medicine descubrió que una célula presenta evidentes signos de inflamación antes de entrar en el estado NIP. Esto hace evidente que existe un vínculo entre la inflamación y el cáncer de próstata; sin embargo, esto no ha sido claramente verificado. Por supuesto, es un hecho ya conocido que la obesidad aumenta la inflamación de las células y además aumenta la probabilidad de desarrollar cáncer de próstata.

Un estudio realizado en 4.577 hombres con cáncer de próstata no metastásico reveló que se reduce el riesgo de morir por cáncer de próstata consumiendo grasas saludables. Según el estudio, aquellos que consumen una mayor cantidad de grasas vegetales tienen menor riesgo de desarrollar cáncer de próstata metastásico o morir a causa de la enfermedad. Por el contrario, los hombres que consumen gran cantidad de grasas de origen animal y de grasas transgénicas tienen mayor riesgo de morir a causa de la enfermedad.

Por lo tanto, el estudio describe claramente como la dieta puede ser importante para reducir la inflamación. Las dietas saludables y antiinflamatorias son una necesidad, no sólo para los pacientes de cáncer de próstata, sino también para todo el mundo. Esto es porque tales dietas no sólo ofrecen beneficios a los pacientes con cáncer sino que también pueden, a largo plazo, ofrecerle buena salud en todos los demás aspectos de su vida.

Alimentos que Reducen la Inflamación y Por qué

El estudio muestra que uno de cada seis hombres norteamericanos desarrollará cáncer de próstata. Usted puede iniciar el camino para prevenir el desarrollo de cáncer en la glándula con una dieta rica en nutrientes y baja en grasas. Las dietas son esenciales para mantener una buena salud en la próstata y también para evitar el cáncer. Los alimentos recomendados para el tratamiento del cáncer y las enfermedades de la próstata incluyen:

- **Brócoli**

- **Repollo,**

- **Coliflor**

- **Otras verduras que pertenecen a la familia de las crucíferas.**

Estos alimentos son esenciales para reducir la inflamación debido a que contienen isotiocianatos que son protectores fitoquímicos. Además, son también antioxidantes muy eficaces.

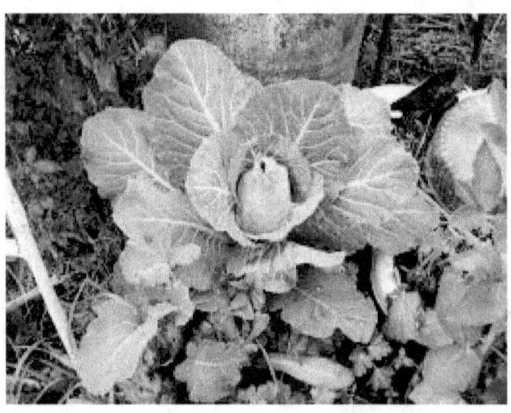

Los alimentos ricos en vitamina E también pueden ser muy útiles, ya que es conocido que la vitamina E reduce la inflamación de la próstata y también es un protector contra el cáncer.

Tales alimentos incluyen:

- **Cereales integrales**

- **Granos de trigo**

- **Aceites vegetales**

- **Germen de trigo**

- **Frutos secos y semillas**

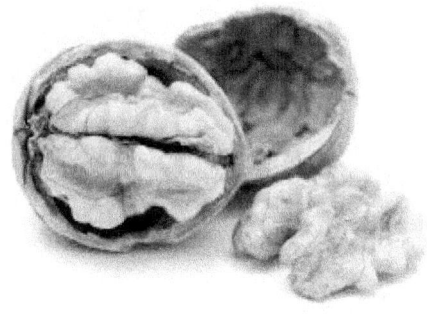

El **jengibre** es otra solución efectiva para reducir la inflamación prostática. Su eficacia es debido a sus compuestos antiinflamatorios, es decir el gingerol y el paradol que contiene. Estos compuestos son tan eficaces que ayudan a revertir y prevenir el crecimiento y ampliación de las células prostáticas y por lo tanto reducen drásticamente el cáncer de próstata. La raíz de jengibre ha aparecido en numerosos estudios.

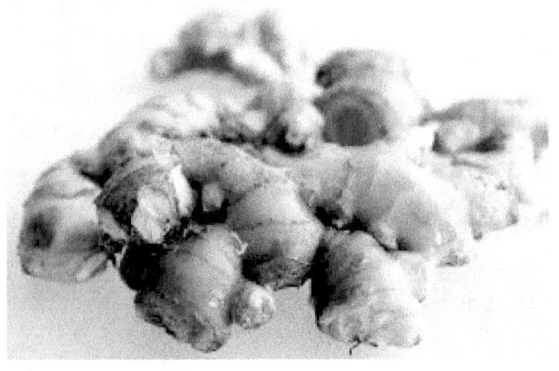

En un estudio en particular, se observó que el jengibre redujo la inflamación prostática hasta en un 56%. Resulta muy interesante, que no se hace solo eso, sino que también protege la próstata de futuras inflamaciones y evita cualquier efecto secundario que pueda surgir de la inflamación prostática.

Aceites vegetales y pescados que son ricos en grasas omega-3 también pueden ser muy útiles para reducir el riesgo de cáncer de próstata.

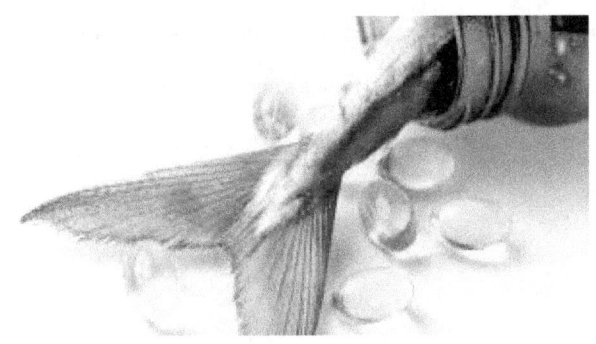

Alimentos con fibras, fitoquímicos, selenio y vitamina E también pueden ser muy útiles en la prevención del cáncer de próstata.

Un buen ejemplo de este tipo de alimentos incluye los **cereales integrales.**

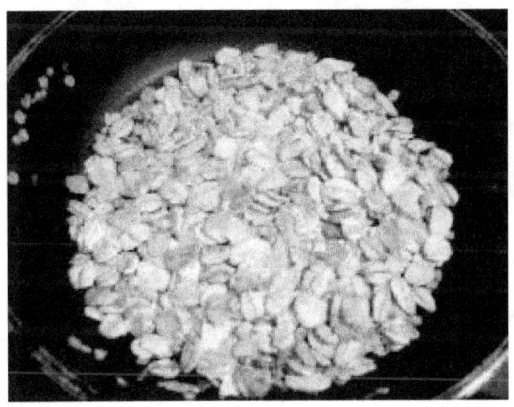

Los **productos de soja** son muy eficaces para ralentizar el crecimiento de las células tumorales, y también para prevenir la inflamación de la próstata. El ingrediente principal de los alimentos responsables de esta acción se conoce como isoflavonas. Esta sustancia disminuye la dihidrotestosterona (DHT), una hormona masculina responsable de estimular el crecimiento del tejido prostático.

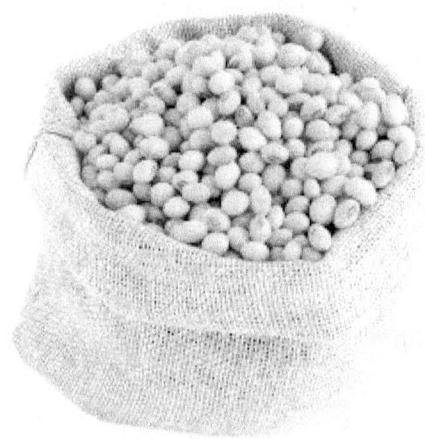

El cáncer de próstata puede reducirse con licopeno. El licopeno es un antioxidante muy potente que pertenece al grupo de los carotenoides.

Generalmente se encuentra en los **tomates, los productos a base de tomate, los frutos rojos, las sandías**, así como en muchos suplementos dietéticos antioxidantes. En un estudio con unos 4.800 hombres se descubrió que esta sustancia puede reducir el riesgo de cáncer de próstata. Cuando se cocinan los tomates liberan más licopeno y por lo tanto, usar tomates en sopas y salsas puede ser muy útil para reducir el riesgo de cáncer o inflamación en la próstata.

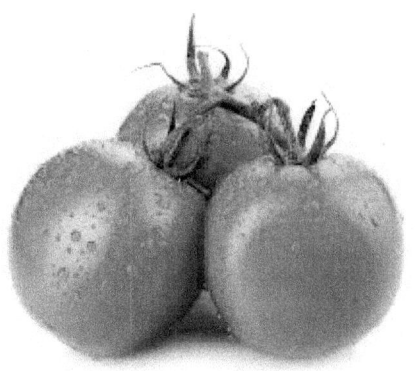

El selenio es un antioxidante que también puede ser muy útil para reducir la inflamación y el riesgo de cáncer de próstata. Generalmente se encuentra en frutos secos como las nueces.

También se puede encontrar en otros alimentos, como:

- **Salvado**

- **Germen de trigo**

- **Avena**

- **Arroz integral**

- **Mariscos**

- **Carnes**

Es aconsejable que las personas con agrandamiento de la próstata beban mucha agua y otros líquidos no alcohólicos. La razón es que estos fluidos serán de gran ayuda para el lavado de la vejiga. También se deben evitar bebidas como cervezas y cafeína.

Pruebe suplementos de **Palma Enana Americana (Saw Palmetto)** para los problemas de próstata. Un estudio con 120 mg de ortiga y 160 mg de palma enana demostró que la combinación de hierbas puede ayudar a personas con problemas de próstata. Según el estudio, los hombres que tomaron las hierbas acabaron con un 30 por ciento menos de síntomas. El producto herbal es ahora utilizado en el tratamiento de la inflamación de próstata y afecciones relacionadas debido a su eficacia. El Saw Palmetto esencialmente reduce la actividad de la 5-alfa-reductasa, que es una enzima responsable de la dihidrotestosterona (DHT). Bloquea la conversión de testosterona en DHT y, de esta forma, reducir el cáncer de próstata. De esta manera, también ayuda en el fortalecimiento del cuello de la vejiga, lo que favorece un flujo más fuerte de orina.

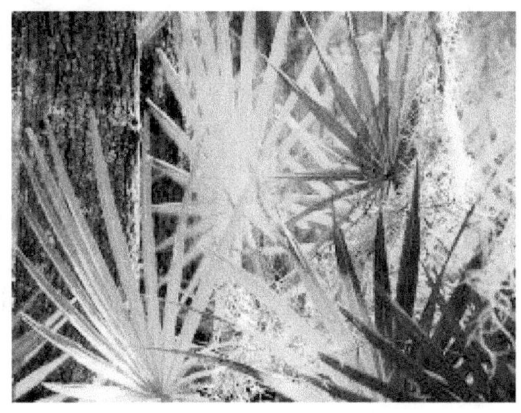

Al igual que la palma enana, las hojas de ortiga también son muy eficaces para el tratamiento y reducción de la inflamación de la próstata. La hoja de ortiga es una planta de origen europeo. Es reconocida por sus propiedades medicinales, especialmente sus características antiinflamatorias. Actúa igual que la palma enana en el bloqueo de la conversión de testosterona en DHT y por lo tanto es esencial en el aumento del flujo urinario y en el volumen de orina.

Las **semillas de calabaza** se utilizan como tratamiento para las dificultades de micción en Alemania. El sistema inmune es reparada por el zinc de la semilla y también puede actuar como un buen diurético. Sin embargo, el cáncer de próstata no puede ser tratado a través de este método, pero es un gran aliado para tratar problemas y dificultad para orinar.

Puede machacar las semillas frescas para hacer un té, o comerlas crudas o tostadas. La semilla contiene un aceite natural que ayuda a inhibir la hiperplasia (agrandamiento) de la próstata causada por la testosterona. Por lo tanto, es esencial en el alivio permanente de la próstata y en asegurar que su sistema urinario está fuerte y en buenas condiciones.

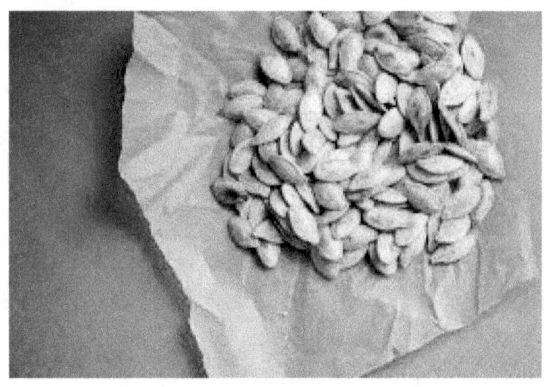

Los tés también pueden ser muy útiles en la reducción de los problemas de próstata agrandada.

Los tipos de tés recomendados para tales propósitos incluyen:

- **Arándanos**

- **Algodoncillo**

- **Uvas**

- **Ortiga**

- **Té verde**

Las investigaciones revelaron que el proceso del cáncer de la próstata se puede ralentizar de forma significativa con té verde. Uno de los ingredientes más importantes, responsable de tal acción en el té verde es el polifenon E, que ayuda a reducir los marcadores, lo que simplifica el seguimiento del desarrollo del cáncer de próstata. El algodoncillo es también un remedio natural muy eficaz para la inflamación de la próstata y el cáncer. El té de gayuba también puede ser muy útil en la reducción de los problemas de próstata agrandada.

La **semilla de la granada** también es muy importante debido a su eficacia. La semilla posee gran cantidad de antioxidantes de forma concentrada.

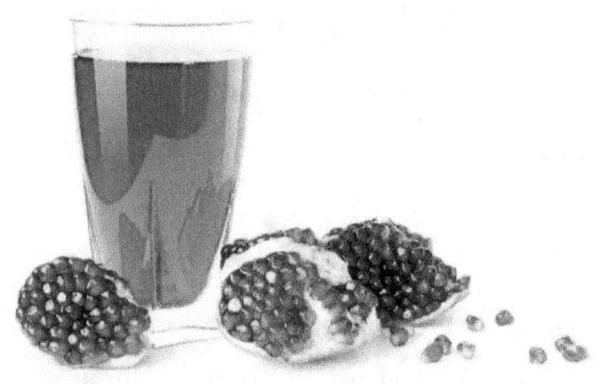

Los antioxidantes actúan con eficacia en la limitación y en dificultar el crecimiento de la próstata, así como a aliviar el dolor que puede estar asociado con la inflamación prostática. Eso explica por qué es aconsejable que los hombres mayores de 40 años tomen suplementos o semillas de granada para complementar su dieta tan a menudo como sea posible, ya que tendrán la base para producir antígenos protectores para la próstata y reducir así la posibilidad de que se produzca una inflamación prostática, así como las demás enfermedades de la próstata. No sólo en eso, sino que le ayuda a asegurar la salud general del cuerpo.

Alimentos que Reducen la Inflamación y Por qué

Los hombres que ya tienen problemas de próstata agrandada deberían evitar algunos alimentos, porque este tipo de alimentos agravan la inflamación. Aquí, brevemente se describen los productos alimenticios que pueden agravar la inflamación y por qué lo hacen.

Alimentos Refinados

El Canal de Urología recomienda algunas posibilidades dietéticas para quienes sufren de hiperplasia benigna de próstata u otras enfermedades de próstata.

Entre las recomendaciones está la de **evitar** todos los productos hechos con **azúcar refinado y harina refinada**.

Ejemplos de este tipo de alimentos son el pan blanco y los productos de repostería industrial. También se aconseja que los hombres con HBP y otras enfermedades relacionadas con la próstata deben evitar los alimentos procesados, alimentos fritos, aceites hidrogenados y comida basura (fast food).

Los alimentos que provocan síntomas de sensibilidad

El Canal de Urológica también subraya que los hombres que sufren enfermedades de la próstata deben evitar los alimentos que provocan síntomas de sensibilidad. Es muy importante que este tipo de dietas se identifiquen y se eviten. La forma más sencilla de identificar los alimentos sensibles es eliminar los alimentos sensibles comunes y evitar la incorporación de otros. Cuando se observa mejoría, puede comenzar a agregar los alimentos, uno después del otro, para encontrar exactamente al que usted es sensible. Alimentos que pueden estar en esta categoría incluyen, pero sin limitarse a, cacahuetes, huevos, maíz, mariscos, gluten de trigo y otros similares.

Huevos, Cereales y Aves de corral

Un estudio de enero de 2006 sobre los alimentos que aumentan la incidencia de HBP reveló que los panes y cereales están en la categoría de alimentos que pueden aumentar la ocurrencia de la enfermedad. Otros alimentos que se encuentran en esta categoría son los huevos y aves de corral. Aunque los productos lácteos se deben evitar debido a su asociación con la hiperplasia prostática benigna, el queso y el yogur no deben evitarse. Habitualmente es una magnífica fuente de calcio, pero los hombres con HBP pueden obtener el calcio de otras fuentes, como las espinacas, salmón, vegetales verdes, nabo verde, almendras, guisantes, brócoli, col de Bruselas, habas cocidas y muchos otros.

Es recomendable **evitar comidas picantes y alimentos ácidos,** así como alcohol y cualquier otra sustancia que pueda causar irritación en las vías urinarias.

La **carne roja** debería ser reducida. Esto es debido a que contiene un alto porcentaje de grasas saturadas de origen animal que está fuertemente asociada con una mayor incidencia de problemas de próstata.

El exceso de peso también está relacionado con los problemas de próstata y la carne roja es una de las causas del exceso de peso. Reducir la carne roja puede ayudarle a perder peso y así reducir la incidencia de las enfermedades de próstata.

También es importante limitar la ingesta de cafeína y otros estimulantes como el **café, las bebidas energéticas** y **algunos tés**.

Algunas partes de la próstata son de músculo blando, por lo tanto, la cafeína y algunos otros productos hacen que el músculo se contraiga y pueden causar dificultad para orinar. No sólo eso, sino que la cafeína también aumenta la frecuencia de la micción y por tanto de la irritación de la vejiga. Al igual que la cafeína, otros estimulantes como los antihistamínicos también afectan a los tejidos blandos del cuerpo humano y por lo tanto deben evitarse.

Recomendación de Alimentos ricos en vitamina E, vitamina A, Selenio y Lecitina

Se recomiendan alimentos ricos en vitamina A, vitamina E, Selenio y Lecitina para reducir la inflamación de la próstata y otras enfermedades prostáticas relacionadas.

Vitamina E

Esta vitamina es esencial para mantener activo el sistema reproductivo. Ayuda a mejorar la capacidad reproductiva, tanto del hombre como de la mujer. Es muy útil para mantener la próstata activa y funcional. Ejemplos de alimentos que contienen esta vitamina son los siguientes: Aceites vegetales, margarina, germen de trigo, granos enteros, nueces, vegetales de hojas verdes, entre otros.

Vitamina A

La vitamina A tiene bastantes utilidades, pero fundamentalmente, actúa en la mucosa de los órganos genitales, incluyendo la próstata. El cuerpo puede obtener la vitamina A fabricando beta-caroteno, que es un precursor de la vitamina A. Se encuentra en las verduras de color naranja, calabaza, zanahorias, patatas dulces, espinacas, brócoli y muchas otras verduras de color verde oscuro. La vitamina A también puede ser obtenida por el cuerpo a partir de productos de origen animal como la mantequilla, la leche, el queso, los huevos, el hígado, pescado, etc.

Selenio

El selenio es esencial para la cicatrización de la glándula de la próstata, así como para prevenir enfermedades prostáticas. Ejemplos de alimentos que contienen selenio incluyen las nueces, mariscos (por ejemplo las ostras), el pescado (por ejemplo atún cocinado), pan de trigo integral, semillas de girasol, carne de cerdo (por ejemplo lomo magro cocinado), carne de vacuno y cordero (por ejemplo carne magra cocinada), pollo y pavo, setas, cereales integrales, etc.

Lecitina

La lecitina es una sustancia natural muy buena para la próstata. Más aún, es muy buena para mejorar la salud en general. La lecitina puede encontrarse en un gran número de alimentos, pero principalmente en la soja. También se puede obtener de la yema de los huevos y de algunas plantas.

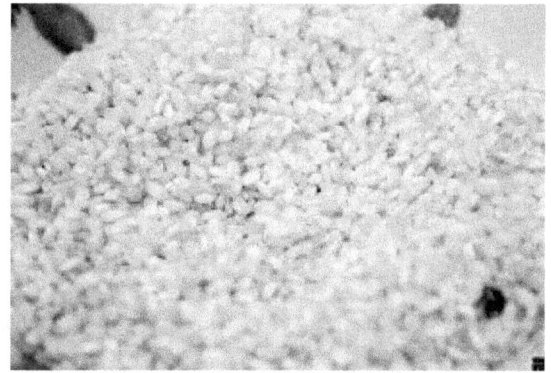

La necesidad de una dieta apropiada para la salud de la próstata no puede exagerarse. El inicio precoz de una dieta adecuada es absolutamente esencial para prevenir los problemas de próstata y las molestias que provoca.

Es necesario aprovechar las dietas y alimentos buenos para la próstata.

Soluciones Amish

Ventajas de las Terapias Naturales

Las terapias naturales para tratar la inflamación de la próstata tienen muchas ventajas sobre el método tradicional para el tratamiento de la enfermedad. Las ventajas de las terapias naturales son bastante obvias y poco se pueden discutir.

El tratamiento médico tradicional tiene varios efectos secundarios. Ya se examinaron anteriormente algunos de los efectos secundarios de los medicamentos, a menudo recomendadas por los médicos para el tratamiento de la inflamación de próstata y el crecimiento canceroso. La mayoría de estos efectos secundarios le acompañarán y afectarán después de muchos años, incluso cuando la inflamación de la próstata ya ha sido tratada con éxito. Sin embargo, las terapias naturales no tienen efectos secundarios. Esto es muy tranquilizante y usted no tiene nada con que preocuparse con respecto a las terapias naturales, a diferencia de los enfoques tradicionales de tratamiento médico.

Además, los medicamentos naturales son bastante baratos y la mayoría de ellos se puede preparar en casa con la combinación correcta de los ingredientes necesarios, puede seguir las mejores combinaciones de ellas en este libro.

Estos ingredientes son mucho más eficaces que los medicamentos que los médicos afirman que son la única manera de salir del problema. En lugar de gastar muchísimo dinero en medicamentos que apenas funcionan, puede aprovechar las terapias naturales para tratar y prevenir el cáncer de próstata, así como las otras enfermedades relacionadas con la próstata e inflamatorias.

Los médicos quieren que usted crea que los problemas de próstata y el cáncer son enfermedades completamente científicas y, por tanto, no se pueden tratar con ningún otro método que no sea la cirugía, los medicamentos y otros procedimientos médicos invasivos. Ellos quieren hacerle creer que la única forma de prevenir el cáncer de próstata es haciendo pruebas y exámenes regularmente, pero esto no es cierto. Se ha revelado recientemente que la prueba más común para el cáncer de próstata, el PSA, no ayuda a los hombres de ninguna manera, sino que los perjudica. Un estudio reciente reveló que la quimioterapia y la radioterapia, los dos métodos más comunes utilizados por los médicos en el tratamiento del cáncer de la próstata tienen muy baja tasa de éxito a largo plazo.

El enfoque de los métodos tradicionales para el tratamiento del cáncer de próstata son generalmente procesos **muy** invasivos e implican muchos dolores y molestias, pero este no es el caso de las terapias naturales para el tratamiento de la enfermedad.

En lugar de pasar por un proceso intensamente doloroso e invasivo, puede aprovecharse de las terapias naturales, que son muy eficaces en el tratamiento del cáncer de próstata.

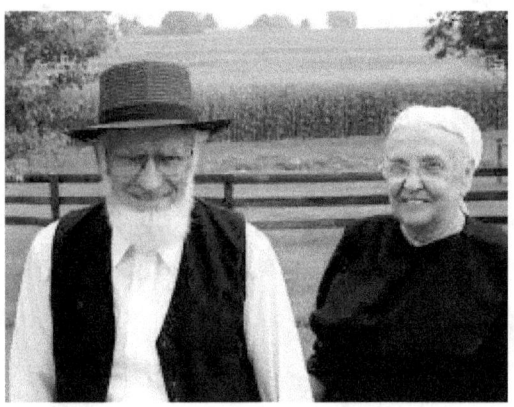

Los Amish

Los Amish son miembros de un grupo protestante de los Estados Unidos que emigraron de Europa a América del norte y que intentan mantener un estilo de vida basado en la Biblia. Siguen las enseñanzas de Jacob Ammann, un ciudadano suizo del siglo XVII. Los Amish siguen costumbres muy sencillas y se niegan a hacer juramentos, votar o realizar el servicio militar. Rechazan también las comodidades y la tecnología moderna. Los Amish viajan a caballo o calesa y tampoco tienen electricidad ni teléfono en sus casas.

Aunque a los Amish se les considera incómodos para el mundo moderno, también hay algunas cosas que podemos aprender de ellos. Los Amish llevan una vida muy saludable, simplemente usando las terapias naturales habituales y que han sido olvidadas por la sociedad moderna. Esto explica el secreto de su salud y longevidad. Están interesados en la visión tradicional, lo que les permite ver cómo de importantes son las cosas proporcionadas por la naturaleza y por tanto, aprovecharse de ellas.

La verdad es que los Amish no guardar un secreto y que todos debemos meditar cuidadosamente sobre la posibilidad de tener buena salud y que está en la eficacia y la utilidad de las terapias naturales. Por supuesto, no vamos a vivir como los Amish, obsoletos, pero tenemos que aprovechar sus terapias naturales.

Afortunadamente, la utilidad de las terapias naturales ya ha sido descubierta por muchos expertos y se están estudiando para el tratamiento de las enfermedades prostáticas, así como de otras enfermedades que afectan a la raza humana.

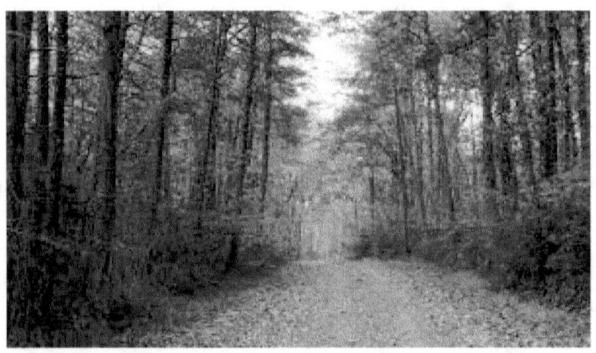

Lo crea o no, la naturaleza nos proporciona prácticamente todo lo que necesitamos para vivir sanos, explorando y aprovechando dichas características naturales, la salud puede ser garantizada y asegurada. La industria médica no quiere que nos demos cuenta de las eficaces terapias naturales, pero la verdad no puede ser escondida. El cáncer de próstata y otras enfermedades de próstata pueden tratarse mejor con las terapias naturales.

Té de Sandía

Los Amish usan té de sandía para purgar su sistema interno y ayudar con los problemas de próstata y vejiga. Esta puede ser una gran forma de trata los problemas causados por el agrandamiento de la próstata.

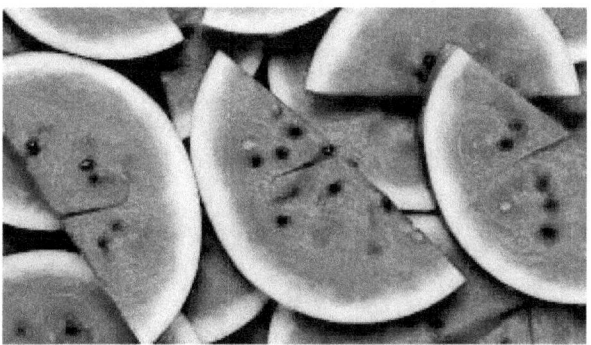

Receta:

Preparar una taza de semillas de sandía en un litro de agua hirviendo, una por la mañana y otra por la noche, eso le ayudará en el lavado de su sistema interno y por lo tanto, revertir los efectos del agrandamiento de la próstata.

Una forma alternativa es: Agregar 1/8 de semillas de sandía frescas en una taza y llenarla con agua hirviendo. Permitir que el té se enfríe y luego beber la taza, todos los días durante 10 días.

Té de Seda de Maíz

El té de seda de maíz es muy usado en el tratamiento de problemas del tracto urinario y de los problemas de próstata. Beber té de seda de maíz ayuda a desintoxicar el cuerpo, sobre todo si usted está sufriendo de enfermedades de la glándula prostática. El té tiene acción antiséptica que ayuda con éxito en la reducción de los dolores y de las toxinas en los riñones y la vejiga.

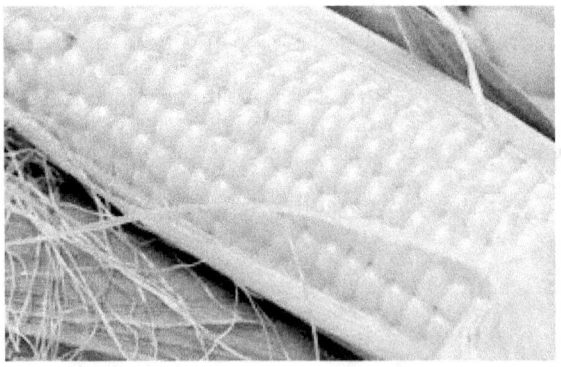

Los beneficios del té de seda de maíz son maravillosos, pero el beneficio más sorprendente del té es que no sólo ayuda a deshacerse de las infecciones urinarias, sino que también ayuda a prevenir la infección en el futuro. Ingerir este té puede ayudar considerablemente a nuestro sistema a combatir la infección del tracto urinario y de cálculos renales. El té es un diurético muy suave y a la larga ayuda a mantener el sistema interno limpio.

Receta:

Para preparar el té de seda de maíz, añadir seis filamentos de seda de maíz en un cuarto de litro de agua hirviendo. Tomar tres veces al día. Dejar la seda de maíz hervir aproximadamente por 10 minutos en el agua hirviendo. Puede añadir edulcorante, como el azúcar o miel si lo desea. Aquellos que buscan un remedio eficaz para su salud pueden aprovechar el té de la seda de maíz, una eficaz terapia natural, que funciona.

Que podemos Esperar

La radioterapia, la quimioterapia y la cirugía no son la forma más eficaz para el tratamiento del cáncer de próstata. No sólo tiene un costo exorbitante, tanto en dinero como en tiempo, sino que también puede tener una gran cantidad de efectos secundarios peligrosos, que van de la disfunción eréctil, las náuseas post-quimio y la incontinencia urinaria a los daños a los nervios y de fugas de orina de forma temporal o permanente.

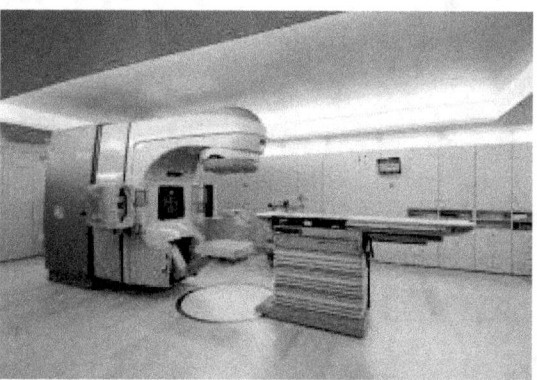

Este método para el tratamiento del cáncer de la próstata no es una ciencia nueva, sino que implica cosas que tenemos en nuestro entorno.

El mero consumo de una bebida casera simple, que contiene una gran cantidad de ingredientes buenos para la próstata reduce la inflamación en un 90% en 7 días.

Aunque estos productos son muy sencillos, no representa que su eficacia sea menor.

Resultado Garantizado para Reducción de la Inflamación de la Próstata

Con el té de seda de maíz o el té de sandía, tiene un **resultado garantizado** para reducir en un 90% el volumen de la próstata. Esto es debido a que el té contiene ingredientes que son tan efectivos que actúan en la próstata y también en la causa real del agrandamiento de la próstata, con el efectivo resultado que en 7 días, se observará un cambio notable. Por supuesto, actualmente muchos otros productos a base de hierbas se están produciendo por los expertos de diferentes países del mundo, que han demostrado que tienen la solución para tratar el cáncer de próstata y en poco tiempo ayudarle a volver a estar en forma y con buen estado de salud.

A veces, puede que necesite tomar más de 7 días el té o el producto de hierbas para lograr el resultado que usted desea. Debe seguir tomando el té hasta que haya un cambio sustancial en su afección de próstata y de salud.

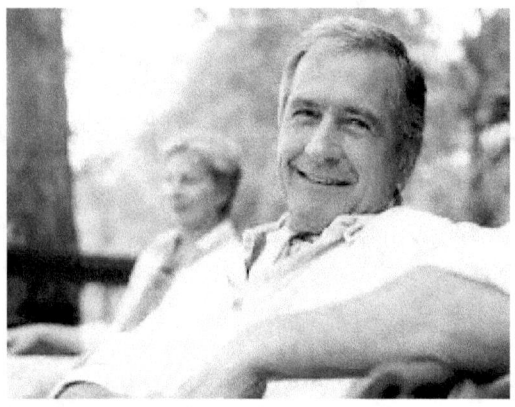

Puede ser por 7 días más, o según sea necesario en su caso. Muchas personas en todo el mundo han accedido de forma instantánea al tratamiento natural de este libro. Evidentemente, este tratamiento no depende de los expertos médicos, que incluso están confundidos y que no permiten que usted sepa que lo están.

Usted puede ayudarse a sí mismo o a sus seres queridos con productos eficaces para el tratamiento de las afecciones y la inflamación de la próstata.

Cómo los Tés Detox Reducen su Inflamación de Próstata

El té de desintoxicación llega a la raíz del problema y cura la próstata directamente desde la raíz. Esto no sólo asegura que se recuperará de la afección, también de que usted permanezca sano. Por esta razón usted necesita el té detox, para evitar y reducir los problemas de la próstata. Los tés de desintoxicación ahora son muy utilizados por personas alrededor del mundo en la cura con té. No sólo existen tés detox sino que también se han producido gran cantidad de suplementos que contienen ingredientes similares a los del té de desintoxicación y por lo tanto también son efectivos para curar las inflamaciones de próstata y sus complicaciones.

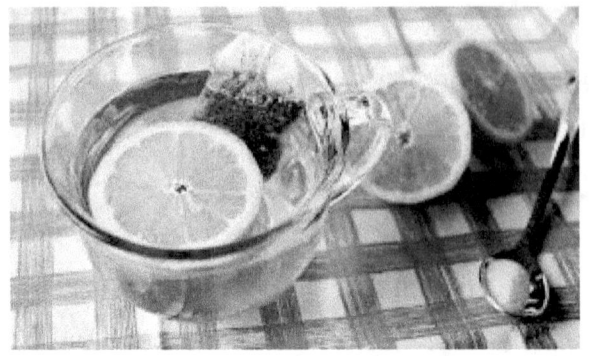

El té Detox ataca la inflamación prostática de dos maneras:

- Ayuda en la reducción de la dihidrotestosterona (DHT).

- Ayuda a reducir la inflamación de la próstata.

La testosterona, una hormona esteroide masculina responsable de características secundarias del sexo, y rápidamente se convierte en dihidrotestosterona (DHT) cuando envejecen los hombres. La dihyrogentestosterone es una hormona androgénica que se acumula en la próstata y que causa el agrandamiento de la próstata. Por lo tanto, cuando la conversión de testosterona a DHT se bloquea, se experimenta un alivio inmediato en la inflamación de la próstata. Esto conducirá a una reducción drástica y considerable en los dolores y el malestar que se experimentan como resultado de la inflamación de la próstata y las afecciones relacionadas.

En segundo lugar, el té de desintoxicación también reduce directamente la inflamación de la próstata. Controla la inflamación prostática, ayudando así a reducir la inflamación y la irritación. De esta manera usted puede estar seguro que su función urinaria mejorará enormemente, así como su estado de salud general.

El té de desintoxicación reduce la inflamación de la próstata sin ningún dolor o malestar. Los médicos seguro que le recomendarán un montón de pruebas, medicamentos y cirugía que en realidad no curan a la persona afectada, pero que le causan mucho dolor y malestar. Con las terapias naturales y de hierbas probadas, puede estar seguro de que su afección mejorará sustancialmente en poco tiempo y que podrá seguir con su vida y trabajo habitual. El cáncer y la inflamación de la próstata pueden ser muy molestos y dolorosos. Las personas que sufren esta enfermedad difícilmente tienen una vida normal y lo peor de todo, los especialistas médicos le hacen creer que ahora ya es viejo y agregan una triste y deprimente sensación. Sin embargo, las enfermedades de la próstata le pueden ocurrir a cualquiera y ya es hora de que aproveche la solución natural eficaz para volver a tener buena salud y poder cuidar de su hogar y de su familia.

Tés Detox y Dietas Sanas

Para obtener el mejor resultado en la reducción de la próstata, es esencial combinar los tés de desintoxicación con una alimentación sana. Las personas que sufren de inflamación prostática deben evitar, en la medida de lo posible, los alimentos que agravan la inflamación. Los alimentos que agravan el agrandamiento de la próstata han sido descritos anteriormente y a través de ellos, puede averiguar qué dietas pueden mejorar su afección y que dietas evitar.

Para garantizar la máxima salud y bienestar total, se aconseja que usted no solo incorpore estos alimentos durante un tiempo en su dieta, debe mantenerlos en su dieta durante toda la vida. Una dieta saludable es esencial para todos, no sólo para los pacientes de cáncer de próstata. Muchas de las enfermedades y síntomas de mala salud que las personas sufren actualmente están relacionados, de una forma u otra, con la dieta que ingieren. La mayoría de las enfermedades están relacionadas, en todos los sentidos, con la dieta. Esto significa claramente que una dieta adecuada es el camino para eliminar estas enfermedades.

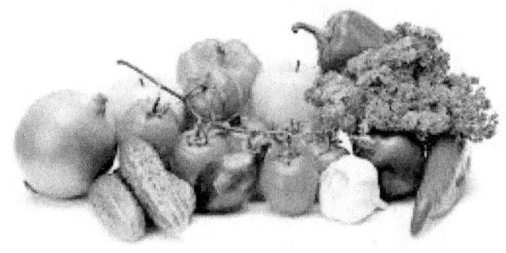

Con la dieta adecuada, el número de muertes en el mundo se reducirá considerablemente. Es esencial que los tés mencionados se combinen con una dieta adecuada para conseguir el mejor resultado. Así, la información adecuada es esencial para todos los afectados de afecciones de próstata y este libro contiene prácticamente todo lo que necesita para vivir saludablemente y evitar o eliminar el agrandamiento de la próstata.

Otros tés maravillosos que le ayudarán a reducir drásticamente el tamaño de la próstata incluyen los **arándanos, algodoncillo, uvas, ortiga y té verde**.

Estos tés son muy potentes y están ayudando a un gran número de hombres a tratar con eficacia la inflamación de la próstata. Por ejemplo, el té de arándano, hecho con los extractos de arándano rojo es tan efectivo que actualmente se utiliza en la mayoría de los suplementos para la reducción de la inflamación de la próstata.

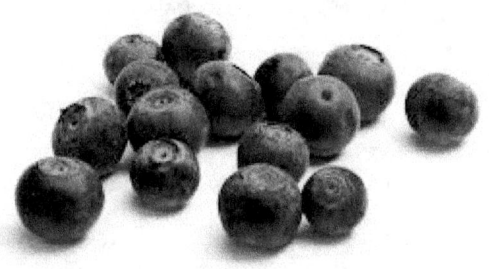

El té de arándano, al igual que los otros tés ya mencionados ayuda a mejorar el flujo de orina y reduce el riesgo de sufrir enfermedades de próstata. Además, le ayudarán a gestionar y reducir el dolor asociado con la hiperplasia benigna. Cuando usted toma extracto de arándano diariamente, ya sea como paciente de prostatitis o no, usted experimentará una reducción sustancial en las infecciones urinarias y también se normalizará el flujo urinario. Usted puede aprovechar las ventajas de esta solución eficaz para la inflamación de la próstata y obtener un funcionamiento correcto de la próstata.

LA CURA NATURAL DE LA PRÓSTATA

A estas alturas del siglo XXI los doctores aún están castrando a los hombres. Los métodos convencionales de tratamiento están basados en cirugías, irradiación, venenos y antibióticos. Tratando los síntomas en vez de la causa de la enfermedad.

Los resultados son terribles:

pañales, impotencia, pérdida de la fertilidad, disfunción urinaria, pérdida del cabello y muchos otros.

Los problemas de la próstata pueden ser curados de forma natural con una dieta saludable, suplementos nutricionales, hormonas naturales, ayuno semanal y ejercicios. La dieta y el estilo de vida, cura enfermedades.

La cura natural incluye:

- Una dieta apropiada

- Suplementos nutricionales de calidad

- Balance hormonal natural

- Ejercitarse regularmente

- Ayuno semanal

- Eliminar los medicamentos por prescripción

- Terminar con los malos hábitos (fumar, alcohol y comer en exceso)

La medicina holística trata la persona completa en lugar de solo tratar los síntomas de una enfermedad.

LA ALIMENTACIÓN Y LA DIETA

La dieta es el factor más importante en determinar nuestro estado de salud. Todos sabemos que para sobrevivir es necesario comer, pero, aun así, muchas personas no hacen la relación entre la comida y la salud. Creemos que podemos comer lo que queramos y cuando nos enfermemos (por mala alimentación) podemos resolver con medicamentos tóxicos siempre y cuando nos lo tomemos como dice el doctor. Esto ha probado ser completamente falso. Los medicamentos, todos tienen efectos secundarios, muchas veces peores que el mismo problema que supuestamente van a remediar.

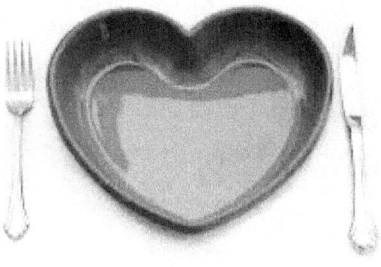

Incluso los suplementos nutricionales se quedan cortos cuando no los acompañamos de una buena alimentación. Los ejercicios no nos dan los resultados que buscamos cuando nos alimentamos mal y sería imposible ayunar si no tenemos una reserva de nutrientes y agua en nuestro organismo.

Así que primero la alimentación y luego lo otro

Para empezar, es recomendada una dieta consistente de alimentos completos. Los alimentos completos son aquellos que están en su estado natural. Los vegetales, tubérculos, frutas, legumbres, granos, carne animal, etc. Se debe eliminar todos los productos refinados, aceites hidrogenados, la carne crecida convencionalmente, comida rápida, jugos que no sean frescos o hecho en casa, endulzantes, sal y azúcar refinada y cualquier otro producto que no sea 100% natural.

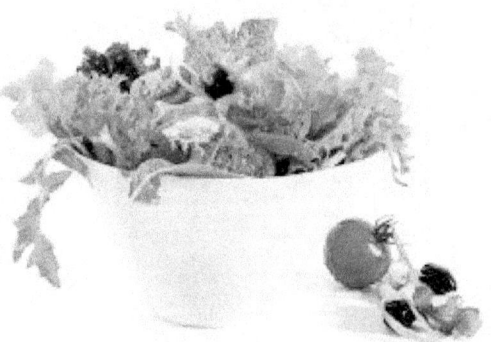

El protocolo recomienda una dieta vegetariana o baja en grasa. Mientras que una dieta vegetariana es perfecta para curar enfermedades, no todo el mundo sigue este método, así que puedes comer grasas y productos animales siempre y cuando sean naturales. Por ejemplo, si vas a consumir leche, que sea leche natural en lugar de leche "baja en grasa".

SUPLEMENTOS NUTRICIONALES DIETÉTICOS

Esta es la parte más extensa del protocolo.

Después de eliminar la comida basura y los alimentos procesados es necesario tomar suplementos. Los suplementos son importantes pero muy secundarios a la dieta saludable.

Recibes mucho más beneficios con ambos, una dieta adecuada y suplementos, que con solo la dieta.

Hay muchos suplementos que ayudan contra diferentes condiciones, los aquí mencionados, todos están comprobados científicamente para ser beneficiosos para la próstata. Estos pueden y tienen diversos usos y beneficios pero en nuestro caso nos interesan sus cualidades en ayudar a la próstata y en algunos casos a la salud en general.

Por diferentes razones, no logramos consumir todos los nutrientes (vitaminas, minerales, etc.) necesarios para una salud óptima, principalmente por la fuente y tipos de alimentos que consumimos. Los suplementos proveen al cuerpo de estos nutrientes que hacen falta en la dieta.

No voy a mencionar los estudios que corroboran los beneficios de cada suplemento. Si tienes alguna duda puedes buscar los estudios en línea, o puedes comprar el libro (disponible en la sección de fuentes) para corroborar toda la información aquí descrita.

En algunos casos es necesario leer la lista completa para que tenga sentido.

Puedes comprarlos donde quieras o puedas.

Ahora vamos a ver todos los suplementos que han demostrado potencial para tratar enfermedades de la próstata y la dosis recomendadas a tomar:

Suplementos naturales

Beta-caroteno

El beta-caroteno es un antioxidante muy poderoso y conocido. Los estudios relacionan el consumo de beta-caroteno con un riesgo reducido de cáncer de próstata.

Dosis recomendada: El beta-caroteno es un antioxidante con muchos beneficios de salud. Toma 10,000 IU de beta-caroteno al día.

Beta-sitosterol

Los esteroles ocurren de forma natural en plantas, animales y hongos. Los esteroles son muy importantes y ocurren en todas las plantas, en los animales el esterol más conocido es, el colesterol.

Los estudios científicos han mostrado que el beta-sitosterol es el suplemento más importante para la salud de la próstata. Si tienes problemas, tan pronto empiezas a tomar este suplemento puedes sentir la diferencia.

Dosis recomendada: Toma de 300-600 mg de esteroles mixtos al día. Asegúrate de ver en la etiqueta que sea un mínimo de 300 mg de "mixed plant sterols".

Coenzima Q10 (CoQ10)

Nuestros niveles de Coenzima Q10 caen a medida que envejecemos. Los estudios demuestran que el CoQ10 ayuda a prevenir y curar varios tipos de cáncer al igual que otras enfermedades. En Japón, los científicos encontraron que cuando el CoQ10 se le agregaba a células extraídas de pacientes con HPB, éstas tenían un efecto beneficioso en su metabolismo. El CoQ10 tiene increíbles beneficios de salud para nuestro corazón, cerebro, riñones, hígado y otros órganos. Todo el mundo mayor a 40 años debe tomar este suplemento.

Dosis recomendada: Toma al menos 100 mg de CoQ10 diario. Si estás enfermo puedes tomar 200 mg por un año y luego volver a 100 mg al día.

Aceite de linaza

El aceite de linaza es una buena fuente de ácidos grasos omega-3 y es bueno para la salud de la próstata. Dos artículos en Anticancer Research demostró que los ácidos grasos omega-3 tienen importantes propiedades protectoras para las células humanas da la próstata en vitro. Otro estudio en la Duke University, encontró que los hombres que tomaban suplementos de linaza por tan sólo 30 días, redujeron el crecimiento del cáncer. Este aceite es beneficioso especialmente para la salud cardiovascular.

Dosis recomendada: 2,000 mg al día. Mantenlo refrigerado y cómpralo en una botella oscura para prevenir la oxidación. Priorizar el aceite fermentado de hígado de bacalao y de mantarraya si no es vegetariano. También puede utilizar varias fuentes porque es mejor que concentrarse en una sola. Los comedores de carne animal te dicen que la mejor fuente es animal, mientras que los comedores de verduras te dicen que la mejor fuente son las verduras. Tomando ambos se resuelve el problema. Lo que sí es un hecho, es que la fuente vegetal el cuerpo tiene que sintetizarla para poder asumirla, mientras que la fuente animal se puede utilizar inmediatamente al consumirse sin ningún esfuerzo adicional del organismo.

Glutatión

El glutatión es una de nuestras cuatros enzimas antioxidantes básicas y es una parte crítica de nuestro sistema inmunológico. Los niveles de glutatión son importantes para la salud de la próstata pero el glutatión en la sangre y en los tejidos típicamente baja a medida que envejecemos. Tomar glutatión oral es inefectivo al menos que tomemos glutatión 'liposomal', en cambio se puede utilizar una crema o tomar NAC (N-acetil-cisteína), que es un pre-cursor al glutatión, bajo en costo y muy efectivo en aumentar los niveles de glutatión de forma segura.

Un suplemento muy recomendado y muy efectivo para las personas que beben mucho alcohol ya que ayuda a desintoxicar el hígado.

Dosis recomendada: Toma 600 mg de NAC al día.

Minerales

Los minerales son esenciales para la salud de la próstata, pero lamentablemente somos deficientes en la mayoría de éstos. No importa qué tanto ni tan bien comas, nunca vas a conseguir todos los minerales que necesitas por el pobre estado de los suelos y las granjas donde se crecen los alimentos. Estos suelos son deficientes en muchos elementos. Los minerales trabajan en conjunto y se necesitan todos para estar en salud. Por eso recomendamos con insistencia la sal rosada del Himalaya, ya que contiene más de 84 minerales.

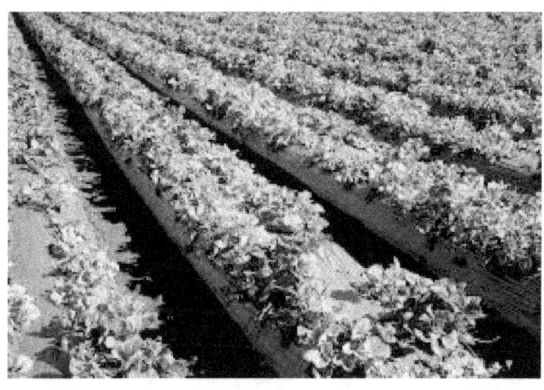

Principalmente nuestro cuerpo necesita 24 minerales, pero ya consumimos suficiente sodio, potasio, sulfuro y fósforo en la dieta común. Busca un suplemento que contenga las cantidades necesarias de los siguientes minerales: boro, calcio, cromo, cobalto, cobre, germanio, yodo, hierro, magnesio, manganeso, molibdeno, galio, cesio, níquel, selenio, silicio, estroncio, estaño, vanadio y zinc.

Dos de los minerales más importante para la salud de la próstata son el selenio y el zinc. La meta es consumirlos todos juntos y no sólo los dos más importantes.

La mayoría de suplementos multivitamínicos y multi-minerales sólo contienen una parte de estos minerales, no es fácil encontrarlos todos en el mismo lugar. En la lista de suplementos al final de artículo, el enlace contiene un suplemento que contiene todos los minerales en concentraciones naturales.

Dosis recomendada: las dosis serán detalladas en el próximo paso del protocolo.

Quercetina

La quercetina es un potente antioxidante que ha demostrado su poder en promover la salud general de la próstata y puede tener valor en combatir el cáncer de próstata. Es un suplemento endógeno, que se encuentra en la mayoría de alimentos comunes y es producido en nuestros cuerpos.

Dosis recomendada: Una dosis diaria de 100 mg al día es suficiente. Una dieta normal provee alrededor de 10 mg al día provenientes principalmente de las manzanas y cebollas.

Isoflavonas de soya

Hay mucha controversia con la soya y los problemas de salud a los que ésta conlleva. El problema principal es que la soya que consumimos hoy en día no es la misma soya de los tiempos de antes, esta soya es modificada genéticamente y en los casos que no, está altamente hibridada. Esto perjudica la calidad y los efectos del alimento en el cuerpo.

Para agregar a la controversia y la confusión, varios autores reclaman que los fitoestrógenos no existen, pero luego se contradicen y afirma su existencia. Los fitoestrógenos son constituyentes de la soya, los mismos que se creen que causan daño y en otros casos tienen beneficios. Para la próstata varios estudios apoyan el uso de la soya en forma de isoflavonas, exclusivamente el genesteína.

Personalmente opté por tomar el suplemento ya que es parte del protocolo. Los resultados fueron positivos en mi caso. Dosis recomendada: 40 mg diarios de isoflavonas de soya, compuestas principalmente por genesteína.

Vitamina D (Luz solar)

La deficiencia de vitamina D es una epidemia. Las pocas fuentes significativas de vitamina D provienen de los animales. Aceite fermentado de hígado de bacalao, huevos de pescados y algunas carnes de órganos. La vitamina D3 en realidad es una hormona que se produce cuando la piel se expone directamente a la luz solar. Ésta es la "vitamina" más importante para la salud de la próstata y puedo tranquilamente decir, que para la salud general. Hay cientos de estudios que demuestran la importancia de la vitamina D y su función en la próstata.

Un estudio en específico de la Universidad de Stanford, el cual trató a hombres con cáncer de próstata con solamente una terapia de suplementos de vitamina D3, encontró resultados impresionantes.

Dosis recomendada: 800 IU de vitamina D3 al día, para las personas mayores hasta 1,200 IU. La vitamina D, es liposoluble así que se recomienda consumirla con grasas.

Vitamina E
También liposoluble, es un nutriente muy importante especialmente para nuestra salud cardiovascular. Los granos

integrales, crustáceos y vegetales son la mejor fuente de vitamina E. Esta es la segunda vitamina más importante para la salud de la próstata.

Dosis recomendada: Toma 200 IU diario de vitamina E (una mezcla natural de tocoferoles), esto es siete veces la dosis establecida recomendada diario. Puedes tomar 400 UI diarios, recuerda que esta vitamina también es liposoluble.

Suplementos naturales para la salud de la próstata

OTROS NUTRIENTES IMPORTANTE

Aquí una lista de nutrientes adicionales que pueden que no tengan beneficios específicos para la salud de la próstata pero ofrecen otros beneficios importantes de salud. Esta lista contiene menos detalles que la anterior, se puede usar como base para investigar más sobre estos suplementos. Continúa leyendo e irás entendiendo mejor, si te sientes perdido puedes leer este artículo, y luego volver.

Nota: Esta lista es exclusiva del protocolo del autor, puede agregar los suplementos que considere que son los mejores ya que cada persona tiene su propia lista y su propia dosis preferida; pero no quiero alejarme del protocolo original que fue el que utilicé y me funcionó.

Ciertos suplementos se pueden mezclar para obtener mejores resultados.

Acetil-L-carnitina

Acetil-L-carnitina o ALC, es un compuesto encontrado principalmente en la carne roja. Es buena para el metabolismo del cerebro y la memoria. Contiene una gran gama de propiedades neuro-protectoras. Dosis recomendada: 500 a 1,000 mg al día. Se puede tomar en conjunto con fosfatidilserina y pregnenolona (cuales menciono más adelante) para mejores resultados.

Acidophilus (Probióticos)

La buena salud empieza con la digestión. Nuestros sistemas digestivos generalmente están en mal estado por la mala alimentación. Consumir alimentos integrales, naturales, bajos en calorías, ayunando una vez por semana y tomando probióticos podemos mejorar su funcionamiento. Dosis recomendada: Los probióticos los venden por potencia y cantidad, compra uno que contenga al menos 6 billones de cepas múltiples y mantelo refrigerado.

Beta Glucan

Beta glucan, es el suplemento más potente en mejorar el sistema inmunológico conocido por la ciencia. Se encuentra en abundancia en el hongo medicinal (hierba tónica) Reishi. Ha sido estudiado extensivamente por sus efectos contra los tumores y el cáncer. Un suplemento que todos deberían tomar. Dosis recomendada: 200 mg al día de beta glucan (1,3/1,6).

Carnosina

Carnosina es un suplemento importante porque es muy bueno para el corazón y las arterias. Es un amino ácido que se encuentra en abundancia en la carne roja, aves y mariscos; también se encuentra en nuestros músculos ya que lo producimos de otros aminoácidos. Es un fuerte antioxidante que ayuda a combatir los radicales libres. Dosis recomendada: 500 a 1,000 mg al día, especialmente si eres vegetariano, ya que este nutriente no se encuentra en una dieta vegetariana.

Di-indolilo metano

Di-indolilo metano (DIM) es el metabolito directo del indol-3-carbinol (I3C). Hay excelentes estudios sobre estos compuestos, DIM y I3C, que muestran sus efectos en reducir los niveles de estrógenos en la sangre y propiedades anti-cáncer. Muy importante este suplemento para combatir los niveles altos de estrógenos. Dosis recomendada: toma 200 mg al día.

Fructooligosacáridos

Los fructooligosacáridos (FOS), de otra manera conocidos como inulina, son sacáridos indigeribles, extraídos de varias plantas y funcionan como alimento para las bacterias buenas en el estómago. También conocidos como prebióticos. Dosis recomendada: 750 a 1,500 mg al día. Funciona en conjunto con la glutamina y los probióticos.

Glucosamina

La glucosamina es un suplemento básico para la salud de los huesos y las articulaciones. Para funcionar necesita cofactores como el aceite de linaza, minerales, isoflavonas de soya, y vitamina D; también necesita hormonas como la testosterona, DHEA, estriol y progesterona. Dosis recomendada: Toma de 500 a 1,000 mg al día, junto con los otros suplementos mencionados.

L-glutamina

La glutamina es un aminoácido que ayuda a fortalecer la función intestinal y digestiva entre muchos otros beneficios de salud. La buena digestión es indispensable para la buena salud, la glutamina junto con FOS y probióticos ayuda a fortalecer el sistema digestivo. Dosis recomendada: Toma un mínimo de 2,000 mg al día, mil en la mañana y mil en la noche.

Ácido lipóico

El ácido lipóico ha sido demostrado bueno para el metabolismo del cerebro, para la salud coronaria y el metabolismo del azúcar en la sangre. Ayuda a combatir la resistencia a la insulina y la diabetes. Dosis recomendada: 400 mg de "R,S-lipoic acid" para mantener niveles normales de azúcar en la sangre.

Fosfatidilserina (FS)

La fosfatidilserina es muy importante para el funcionamiento del cerebro y ayuda a combatir la enfermedad del Alzheimer y la senilidad. Los estudios prueban que nos puede ayudar a prevenir la pérdida de nuestras facultades mentales. Dosis recomendada: Toma 100 mg de fostatidilserina, funciona mucho mejor en conjunto con ALC y pregnenolona.

SUPLEMENTOS DE USO PERIÓDICO

Estos son suplementos adicionales que puedes tomar si quieres. Estos son suplementos exógenos, que no pueden ser encontrados en nuestros cuerpos o dietas de forma común. La mayoría de estos suplementos pierden el efecto después de consumirlos por un período prolongado. Tómalos por 6-12 meses, luego haz una pausa del mismo tiempo y empieza de nuevo.

Aloe Vera (Sábila)

La sábila ha sido conocida por siglos por sus efectos curativos tanto dentro y por fuera. La consumo, asegurándome de agregarla a los batidos dos o tres veces por semana. Dosis recomendada: cápsulas de 100 mg al día de un extracto de aloe vera al 200:1. Tomar en conjunto con acidophilus, FOS y glutamina y no tomar por más de un año.

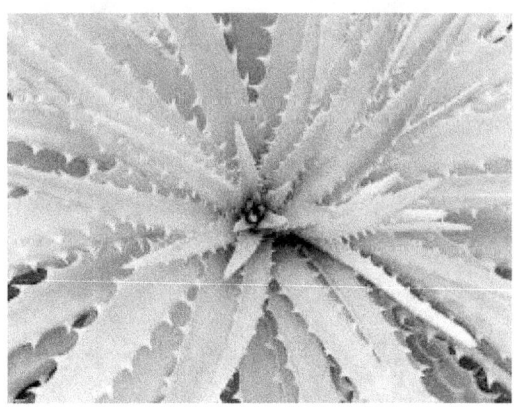

Curcumina

La curcumina es el ingrediente activo en la hierba culinaria cúrcuma. Tiene fuertes propiedades antiinflamatorias. En un estudio sobre el cáncer de próstata en el Comprehensive Cancer Center en la ciudad de Nueva York, se demostró que la curcumina "tiene el potencial de prevenir la progresión de este cáncer…" Otros estudios corroboran los resultados. Este lo consumo en la comida diaria ya que mi pareja utiliza el turmeric (cúrcuma) para cocinar, así es más fácil y sabe mejor. Dosis recomendada: Toma 500 mg al día, por no más de un año, hacer una pausa por 6-24 meses y empieza de nuevo.

Ácido elágico

El ácido elágico ha sido estudiado por sus propiedades anti-cáncer; puede ayudar a prevenir el cáncer, para el crecimiento de tumores y hasta mata células cancerígenas. Dosis recomendada: Un mínimo de 200 mg al día.

Pectina de fruta

La pectina de las frutas en conjunto con una dieta saludable y otros suplementos ha sido demostrada en ayudar a prevenir el cáncer de próstata, prostatitis y HPB (agrandamiento de la próstata). Los estudios prueban que es buena en reducir el colesterol y mejora la digestión, incluso tiene propiedades generales contra el cáncer. Dosis recomendada: Toma 3 g (3,000 mg) al día por un período de hasta un año.

Extracto de té verde

Cientos de estudios tanto en animales como en humanos, han demostrado que el extracto de té verde ayuda aliviar las enfermedades de la próstata. El té verde contiene poderosos antioxidantes como los polifenoles y catequinas. Tomar suplementos de té verde es más práctico que tomarlo todos los días. Compra una marca que no contenga cafeína. Dosis recomendada: Toma 2 cápsulas de 300 mg al día (600 mg) de extracto 95% descafeinado.

Cardo mariano (Milk Thistle)

Una hierba muy importante y famosamente conocida por su ingrediente activo silimarina. Tiene efectos prometedores para la salud de la próstata y es sumamente efectiva para la salud del hígado. Dosis recomendada: 200 mg al día de silimarina.

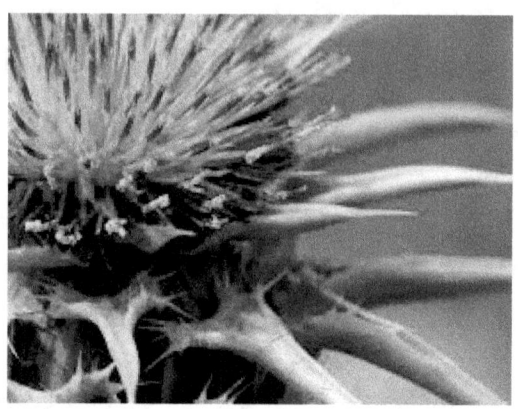

Alginato de sodio

El alginato de sodio es un extracto de un alga marina con efectos desintoxicante de metales pesado. Ayuda al cuerpo a eliminar metales pesados (mercurio, plomo y cadmio) de la sangre. Dosis recomendada: 3 g (3,000 mg) al día por un año.

Trimetilglicina (TMG)

También conocida como betaína, es un amino ácido abundante en la remolacha. Súper potente, los estudios demuestran poderes rejuvenecedores y desintoxicantes del hígado. El TMG es la sustancia rejuvenecedora del hígado, más potente conocida para la ciencia. Dosis recomendada: Toma 3 g al día. Puedes seguir tomando 1 g al día a largo plazo para mantener la salud cardiovascular.

MINERALES QUE NECESITAMOS

Los estudios nos demuestran lo importante que son los minerales para la salud de la próstata y la salud general. Los minerales, como las hormonas, trabajan en equipo. Hay mínimo 24 minerales que necesitamos para la nutrición humana, tenemos suficiente de los cuatros básicos (fósforo, potasio, sodio y sulfuro) en la dieta, así que tenemos que concentrarnos en los otros 20. En el futuro se descubrirá que necesitamos más minerales, pero eso lo tenemos cubierto con la fuente natural que recomendamos. Esta lista es sólo para información general, voy hacer un breve resumen, ya que la sal marina y el suplemento líquido de minerales contiene la gama completa de éstos y no sólo los 24 principales.

- Boro: Necesario para el crecimiento normal y salud del cuerpo.

  Dosis: 3 mg al día.

- Calcio: Para huesos y dientes fuertes.

  Dosis: 250 mg al día.

- Cesio: Ayuda contra el cáncer, más estudios son necesarios.

  Dosis: máximo 100 mg al día.

- Cromo: Necesario para el metabolismo de la próstata.

  Dosis: 120 mg al día.

- Cobalto: Necesario para la producción de B12. Dosis: 100 mg al día.

- Cobre: Utilización del hierro y acciones enzimáticas. Dosis: 2 mg al día.

- Galio: Relacionado al metabolismo de los huesos. Dosis: 100 mg al día.

- Germanio: Elige quelatos de germanio sobre los otros tipos.

  Dosis: 100 mg al día.

- Yodo: Ayuda con la glándula de la tiroides.

  Dosis: 150 mg al día.

- Hierro: El mineral básico en nuestra sangre.

  Dosis: 18 mg damas y 10 mg caballeros al día.

- Magnesio: Mantiene la presión normal y salud de los huesos.

  Dosis: 400 mg al día.

- Manganeso: Combate el artritis y la osteoporosis. Dosis: 2 mg diario.

- Molibdeno: Metabolismo del azúcar en la sangre y salud de los huesos.

  Dosis: 75 mg.

- Níquel: Importante para mantener la fertilidad. Dosis: 100 mg al día.

- Selenio: Protege contra el cáncer.

  Dosis: 200 mg al día con vitamina E.

- Silicio: Bloque de construcción de los tendones, cartílago y huesos.

  Dosis: 10 mg al día.

- Estroncio: Necesario para la absorción del calcio. Dosis: 1 mg al día.

- Estaño: Ayuda con el crecimiento del pelo y cabello. Dosis: 100 mg al día.

- Vanadio: Prevención de diabetes.

  Dosis: 1 mg al día.

- Zinc: Bajo en hombres con problemas de la próstata. Dosis: 30 mg al día.

En el Institute for Male Urology en California (Urology v54, 1999) un estudio doble ciego fue llevado a cabo. Hombres sufriendo de prostatitis tomaron 500 mg de quercetina dos veces al día durante 30 días, la mitad de ellos recibieron un placebo. Los hombres que recibieron la quercetina mejoraron su salud en un 25% sin ningún cambio en la dieta o el estilo de vida, sólo con el suplemento, mientras que los hombres que recibieron el placebo no experimentaron ninguna mejora en sus enfermedades. Otro estudio similar fue llevado a cabo en la Universidad de California, este ensayo clínico produjo resultados positivos similares.

Sólo tomar quercetina ayudó a estos hombres con sus problemas de prostatitis. Ahora imagínate qué sucedería si tomas todos los suplementos recomendados, haces los cambios en la alimentación y el estilo de vida siguiendo el programa completo. Los resultados pueden ser increíbles.

Aún faltan varios pasos muy importantes del protocolo, continúe leyendo...

LAS HORMONAS BÁSICAS

La próstata es una glándula influenciada por las hormonas. Para mantenernos en salud, necesitamos mantener los niveles adecuados de hormonas. Ahora vamos a discutir las hormonas principales para la salud de próstata.

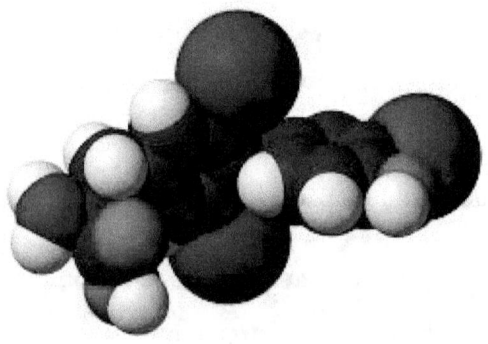

Las hormonas básicas en el cuerpo:

- Androstenediona

- Cortisol

- Dehidroepiandrosterona (DHEA)

- Estradiol

- Estrona

- Estriol

- Hormona del crecimiento (GH)

- Insulina

- Melatonina

- Pregnenolona

- Progesterona

- Testosterona

- Tixoina (T4)

- Triyodotironina (T3)

- Progesterona

Progesterona

La progesterona se encarga de protegernos del exceso de estrógenos. Más bien conocida como una hormona femenina también es necesaria en los hombres, pero en menores cantidades. Los estrógenos estradiol y estrona, son las hormonas feminizantes en los hombres. Niveles excesivos de estrógenos en los hombres de 50 años en adelante causa cáncer, crecimiento de los senos, obesidad y otros problemas de salud, pero la progesterona es el adversario natural de los estrógenos y ayuda a inhibirlos.

Los hombres naturalmente tienen niveles más bajos de progesterona que las mujeres, por lo que necesitan menos suplementación. Hay que tener presente que no es lo mismo la progesterona natural que la versión sintética "progestinas", esta última ha sido demostrado que crea serios efectos secundarios. La progestina no tiene ninguna ventaja sobre la progesterona natural. Los hombres tienen receptores específicos para la progesterona en la próstata, a los cuales ninguna otra hormona se puede vincular, entonces claramente una próstata saludable requiere progesterona, aún si muchos urólogos y endocrinólogos son ciegos a tal hecho científico tan conocido.

Este hecho fue demostrado hace más de 30 años cuando doctores en el Flinders Medical Center en Australia (the Journal of Steroid Biochemistry v 12, 1980), sugirieron terapia de progesterona como tratamiento para las enfermedades de la próstata. En el libro "Progesterone and Progestins (Raven Press 1983)", los doctores señalaron que la progesterona es vital para la salud adecuada de la próstata.

La progesterona combate el exceso de estrógenos y es un potente inhibidor de la enzima 5-alpha-reductasa, lo que significa, que ayuda a prevenir la conversión de hormonas saludables (testosterona) en hormonas "no saludables" (dihidrotestosterona {DHT}). Niveles altos de DHT son una causa mayor de enfermedades de la próstata, particularmente porque la próstata acepta incorrectamente la DHT en lugar de la testosterona real, si tienes niveles bajos de testosterona. Hemos visto que los hombres a partir de los 50 años de edad, sólo tienen la mitad de la testosterona que deberían; además, mayormente tienen altos niveles de estrona y estradiol (las hormonas feminizantes en los hombres).

Dosis recomendada: La progesterona es fácilmente absorbida a través de la piel; por lo tanto, las cremas transdérmicas son muy prácticas y eficaces.

Busque una que contenga de 800-1000 mg de progesterona natural de grado farmacéutico (USP) por frasco de 2 onzas. Agregue un octavo (1/8) de una cucharadita directamente en el escroto o en el interior de la muñeca (entre el antebrazo y la muñeca) 5 días a la semana. La progesterona es completamente segura y no tóxica. Un octavo de una cucharadita provee alrededor de 7 mg de los cuales 2 mg deben ser absorbidos por el sistema a través de la piel. Haga un descanso los fines de semana para no crear resistencia y que el suplemento siga teniendo el efecto deseado a largo plazo.

Sinceramente nunca me convenció este producto, nunca entendí cómo es creada la crema, su fuente ni qué tan natural realmente es, pero aun así la utilicé al pie de la letra en los primeros meses ya que era una parte muy importante del protocolo.

La utilizaba de lunes a viernes, en la mañana y en la noche, aplicada en el interior de la muñeca (entre el antebrazo y la muñeca). Después de unos meses reduje el uso y sólo la utilizaba de vez en cuando. Los efectos positivos se pueden sentir en tan sólo unos días de aplicación, muy efectiva. La misma que utilicé estará disponible en la lista de productos para utilizar como guía si decides seguir el protocolo.

Dehidroepiandrosterona (DHEA)

Es el segundo andrógeno (hormona esteroide sexual masculina) más importante para la salud de la próstata después de la testosterona. Esta es muy importante para la salud sexual masculina y la salud urológica. Regularmente los hombres que sufren con disfunción eréctil tienen niveles bajos de DHEA y necesitan suplementación. Los pacientes de enfermedad coronaria también presentan evidencia de niveles bajos de DHEA. Los niveles de DHEA bajan a medida que envejecemos.

Los estudios científicos en general, demuestran que los niveles más altos de DHEA pueden ayudar a prevenir enfermedades de la próstata.

Dosis recomendada: Tome de 25-50 mg al día de DHEA, no hay una dosis diaria recomendada oficial para esta hormona, así que es recomendable probar tus niveles de DHEA para llegar a la dosis correcta para ti (más información sobre cómo probar los niveles de hormona, abajo).

Mi dosis: 25 mg al día en la noche.

Melatonina

La melatonina es una hormona derivada de la serotonina que afecta la modulación de los patrones de sueño en ambos ritmos estacionales y circadianos. Ha habido abundantes estudios hechos sobre el beneficio de la melatonina en la salud de la próstata. El sello de estos estudios es el descubrimiento de que la próstata contiene receptores para la melatonina, a pesar de eso, los doctores convencionales, incluyendo los urólogos, no están familiarizados con este hecho. Los niveles de melatonina llegan a la cima alrededor de los 30 años de edad y luego caen hasta casi desaparecer por completo alrededor de los 60 años.

Hormona melatonina chart

Un estudio (Neuroendrocrinology Letters v 20, 1999) demostró que la melatonina tiene efectos positivos contra el cáncer en general. Otros estudios llegaron a las siguientes conclusiones: La melatonina debe ser utilizada como un medio estándar en el tratamiento del cáncer de próstata, beneficios dramáticos contra el cáncer de próstata, terapia de melatonina recomendada para hombres con HPB y cáncer, la melatonina debe ser utilizada como prevención contra el cáncer y mucho más.

Dosis recomendada: Tome la melatonina solamente por la noche, de 30-60 minutos antes de dormir. 3 mg al día es una dosis efectiva según los estudios.

Mi dosis: Como el cuerpo produce la melatonina de forma natural es muy diferente a como funciona un suplemento, el cuerpo va soltando la melatonina después de las 6 pm gradualmente para ir preparándose para dormir en la noche, las cantidades que el cuerpo necesita son sólo 150 mg (0.15 mg) al día pero los suplementos proveen mucho más. Yo tomaba 5 mg al día de un suplemento de melatonina con tiempo de liberación, ahora no la tomo porque me acelera (la tomé por todo el transcurso del protocolo sin problema), si notas este problema, reduce la dosis o elimina el suplemento por completo. Aun así, hay muchos estudios que demuestran los efectos contra envejecimiento, anti-cáncer, antioxidante y estimulantes del sistema inmunológico de la melatonina.

Pregnenolona

La pregnenolona es la hormona "madre" de donde todas las demás hormonas esteroides sexuales se derivan. Su mayor

109

importancia está en el área de la regulación del metabolismo del cerebro porque es en gran parte responsable para la memoria, el aprendizaje y cognición. La pregnenolona es el potenciador de la memoria más potente conocido por la ciencia. Su suplementación es especialmente importante en personas mayores a los 40 años.

Los niveles de pregnenolona caen drásticamente después de los 35 años de edad. Un estudio (the Journal of Steroid Biochemistry and Molecular Bioligy v 46, 1993) altamente sofisticado, extensivo y muy detallado sobre la pregnenolona, descubrió que los niveles de pregnenolona y DHEA en pacientes con cáncer de próstata son generalmente menores en comparación con hombres saludables.

Dosis recomendada: Para las personas encima de 50 años, 50 mg para los hombres y 25 mg para las mujeres al día.

Mi dosis: El primer mes tomé 25 mg al día y luego 100 mg al día hasta que se me acabó el suplemento (3 meses). Este es un suplemento bastante seguro y se puede tomar sin problema.

Hormona del crecimiento

Los niveles adecuados de la hormona del crecimiento fortalecen el sistema inmunológico y aumentan la calidad de vida. Sus niveles caen a medida que envejecemos y las probabilidades de desarrollar cáncer de próstata suben. Los suplementos no son muy efectivos, la versión natural tampoco, es muy costosa y debe ser inyectada por vía subcutánea. La recomendación es aumentar los niveles de la hormona del crecimiento de forma natural.

Se puede mantener un nivel juvenil de la hormona del crecimiento comiendo una dieta compuesta por alimentos integrales y frescos, haciendo ejercicios regularmente, ayunando y evitando los malos hábitos como las drogas, los medicamentos y el alcohol.

Dosis recomendada: Los suplementos son poco efectivos y costosos, sólo aquellos mayores de 50 años que ya han balanceado todas las otras hormonas del cuerpo pueden considerar suplementarse con la hormona del crecimiento. 1 g de L-glutamina en la mañana y otro en la noche todos los días, puede ayudar a aumentar momentáneamente los niveles de la hormona del crecimiento.

Mi dosis: Ejercicios, dieta, hierbas medicinales, más la glutamina.

Tixoina (T4) y Triyodotironina (T3)

Las enfermedades de la próstata son a menudo relacionadas con la disfunción de la tiroides. Hay que hacer pruebas de los niveles de ambas hormonas, la T4 y T3 ya que todas funcionan en conjunto.

Dosis recomendada: Sólo se debe tomar suplementos de T4 y T3 si se tiene una deficiencia en la tiroides.

Mi dosis: Ninguna. Las recomendaciones en el libro son medicamentos más que suplementos y nunca he sufrido de la tiroides, así que ignoré esta parte cuando hice el protocolo.

Insulina

La insulina es creada en el páncreas y se encarga de que las células puedan utilizar la glucosa (azúcar) en la sangre como energía. Los niveles altos de insulina están relacionados con el agrandamiento de la próstata (HPB) y el cáncer también. Los niveles altos de insulina, son la consecuencia de la "resistencia a la insulina", que ocurre cuando las células del cuerpo no pueden responder correctamente cuando la insulina trata de transportar la glucosa desde el flujo sanguíneo a los tejidos musculares. La resistencia a la insulina es otra causa de las enfermedades de la próstata.

Para diagnosticar la resistencia a la insulina, se debe tomar una prueba de tolerancia a la glucosa oral (PTGO). Baja en costo, la PTGO consiste en tomar una solución de glucosa, esperar una hora y probar los niveles de azúcar. Tus resultados de la PTGO deben ser alrededor de 100 y no 110 como sugieren los médicos. Los niveles de azúcar en ayuno deben ser de 85 o menos (no 100 o menos). La resistencia a la insulina (y la diabetes) pueden ser curadas con una dieta integral que evita azúcares, una suplementación adecuada, balanceo de hormonas y ejercicios.

Dosis recomendada: Mantener una dieta saludable baja en azúcar y evitar alimentos procesados.

Cortisol

Más conocida como la hormona del estrés; sus funciones principales son las de suprimir el sistema inmunológico, aumentar el azúcar en la sangre y regular el metabolismo. La mayoría de las personas no necesitan suplementarse con cortisol. Los problemas son evidentes cuando los niveles de cortisol son más altos de lo normal.

Dosis recomendada: Sólo la dieta y el estilo de vida pueden bajar los niveles altos de cortisol.

TESTOSTERONA

En la medicina convencional se culpa a la testosterona como la causante de los problemas de la próstata y promover el cáncer, aunque la disminución de testosterona a medida que los hombres envejecen es paralela casi exactamente con el aumento de prostatitis, agrandamiento de la próstata (HPB) y el cáncer de próstata. Que la testosterona es dañina para la salud es completamente erróneo, no tiene sentido y forma parte de la locura de la medicina moderna que ha sido expuesta como un fraude y una de las causas principales de muertes innecesaria en USA.

Más de 200 estudios publicados de clínicas alrededor del mundo, prueban sin duda alguna que la testosterona ayuda a prevenir y curar todas las enfermedades de la próstata. Todos los años más estudios como estos son realizados; aun así, los doctores continúan castrando química y físicamente a los hombres para reducir sus niveles de testosterona a cero. Veamos algunos de estos estudios.

Ya en 1936 (la testosterona fue descubierta y sintetizada en el 1935), basado en un estudio de la universidad de Oxford, los doctores sabían que los estrógenos son malos para la salud de la próstata y que la testosterona es buena para la salud de la próstata; también estaban familiarizados con la proporción de testosterona-a-estrógones, en la cual la testosterona se debe encargar de limitar las "hormonas femeninas".

Otro estudio, publicado en el Journal of Urology en 1938. En este caso los doctores entendían que los niveles de testosterona caen a medida que los hombres envejecen y la incidencia de enfermedades de la próstata aumenta extremadamente. Los pacientes recibieron testículos frescos de animales con buenos resultados. La profesión médica sabia inherentemente que la "hormona masculina" era buena contra el agrandamiento de la próstata (HPB), un mal común incluso en ese entonces.

En un estudio publicado en el American Journal of Clinical Oncology, v 20, 1997. De 122 pacientes estudiados, se encontró que los pacientes con niveles más altos de testosterona tenían los tumores menos agresivos y vivían por más tiempo. Los pacientes con niveles más bajos de testosterona, tenían tumores mucho más agresivos y morían más temprano. Los investigadores concluyeron, "niveles bajos de testosterona parece resultar en una enfermedad más agresiva y un peor pronóstico en el cáncer de próstata avanzado".

$$CH_3 \quad OH$$

$$HO$$

Los demás estudios hacen relaciones similares; cómo los niveles bajos de testosterona incrementan la incidencia de HPB, cáncer de próstata, otros cánceres y otras enfermedades. Cómo los niveles bajos de testosterona y niveles altos de estrógenos son los causantes de los problemas de la próstata. Niveles más altos de testosterona, tamaño reducido de la próstata. Mientras menos testosterona, más agresivo el pronóstico, etc.

En un estudio colectivo entre 6 clínicas internacionales, los científicos estudiaron la sangre y registros médicos de aproximadamente 28,000 hombres (el segundo estudio más grande sobre la testosterona y el cáncer de la próstata). La edad media de los hombres en el momento a la extracción de sangre era de 60 años. Los científicos encontraron que los hombres saludables tenían niveles de testosterona más alto que los hombres que desarrollaron cáncer de próstata. Concluyeron que la idea de que la testosterona aumenta el riesgo de cáncer de próstata, no tiene ningún apoyo.

Hay muchos más estudios que pudiera compartir, pero sería innecesario y repetitivo. Estos estudios demuestran que la testosterona no es sólo beneficiosa sino necesaria para una próstata saludable.

Dosis recomendada:

Mida sus niveles de testosterona "libre". Para mejorar los niveles de testosterona, se puede utilizar 0.5 g de una crema transdérmica al 3%, o se puede tomar 4 mg de enantato de testosterona sublingual.

Esto le dará 3 mg de testosterona libre. Tómela sólo en la mañana y evite las inyecciones, gel débil, esteroides o formas orales.

Mi dosis: No tomé el suplemento recomendado ya que no lo encontré, tomé té de hierbas naturales que son conocidas por su efecto positivo sobre los niveles de testosterona. Aunque parte de estas hierbas no tienen estudios científicos corroborando sus beneficios específicos sobre la próstata, esto no quiere decir que esos beneficios dejen de existir, ya que sus beneficios vienen transmitidos de generación en generación por miles de años.

Entre estas están:

- Tongkat Ali

- Maca

- Epidemium

- Damiana

- Nettles

- Gingseng

ESTRÓGENOS

Los hombres y las mujeres poseen ambos las mismas hormonas en el cuerpo, pero en cantidades distintas. No existe un "estrógeno" de por sí; estrógeno, es una palabra que se utiliza para referirse a la clase de hormona que colectivamente se conocen como estrógenos. Los hombres tienen menores cantidades de estrógenos que las mujeres, hasta los 50 años, cuando los niveles de estrógenos en los hombres empiezan a subir. Los niveles en las mujeres empiezan a caer después de la menopausia.

Así que, los hombres de edad adulta, comúnmente tienen niveles más altos de estrógenos que las mujeres.

Así como la proporción de testosterona-a-estrógenos se revierte en los hombres (como vimos en la tabla de la testosterona vs estrógenos), los cambios en los niveles de hormonas pueden tener graves efectos en la salud. Este cambio es la clave para entender, no sólo las enfermedades de la próstata, pero muchas otras enfermedades, incluyendo la salud cardiovascular, inmunidad baja, ginecomastia (crecimiento de mama masculino), grasa abdominal, calvicie y varios cánceres.

119

Hay tres estrógenos básicos: Estradiol o E2 (el más poderoso y el más cancerígeno); estrona o E1; y estriol o E3 (el más débil, seguro, y es el estrógeno más beneficioso). El estradiol y la estrona componen alrededor del 20% de los estrógenos humanos, y la estrona alrededor del 80%. (Los hombres rara vez tienen desbalance de estriol y no es necesario medir los niveles de estriol como los es para las mujeres). El cambio de la proporción testosterona-a-estrógenos que ocurre mientras envejecemos crea niveles altos de estradiol y estrona en los hombres. Desafortunadamente, niveles altos de estradiol y estrona causan enfermedades de la próstata.

Los estudios corroboran la declaración anterior.

En la Universidad de Hamburg (Prostate v 3, 1982), doctores encontraron niveles altos de estrógenos en hombres con agrandamiento de la próstata (HPB). Otro estudio de la misma universidad (the Journal of Steroid Biochemistry and Molecular Biology v 19, 1983), encontró que hombres con agrandamiento de la próstata, tenían niveles excesivos de estradiol en sus próstatas, un nivel alto de actividad 5-alpha-reductasa (la enzima que convierte andrógenos a estrógenos) y una acumulación elevada de DHT (dihidrotestosterona).

Un estudio reciente (the European Journal of Cancer Prevention v 19, 2010) encontró niveles altos de estrógenos en el cáncer de próstata. "La acción de los estrógenos sin oposición, inicia directamente, promueve y empeora el agrandamiento de la próstata y el cáncer de próstata. Este polémico avance representa un cambio de paradigma en el pensamiento médico, que puede prevenir la pandemia atroz de cáncer que sacude al mundo". Los doctores también encontraron que los estrógenos sin oposición son la causa base de la obesidad, diabetes y cáncer de mama.

En un estudio diferente del 2010 (Urology v 76, 2010), los investigadores declararon, "En esta cohorte de hombres de edad avanzada, los niveles más altos de estrona fueron fuertemente asociados con un mayor riesgo en la incidencia de cáncer de próstata".

Los estudios nos dicen de los beneficios de la testosterona para la salud de la próstata y los peligros de los estrógenos en exceso. Niveles altos de estradiol y estrona son la causa real de las enfermedades de la próstata. No es fácil reducir los niveles de estrógenos y los métodos convencionales vienen con muchos efectos secundarios. La forma natural, por medio de una alimentación adecuada, ejercicios, suplementos, ayuno y dejar los malos hábitos, da resultado.

Recuerde que las causas principales de los niveles elevados de estradiol y estrona son el sobre peso y el consumo de grasa animal saturada, especialmente proveniente de animales criados convencionalmente con maíz modificado genéticamente, hormonas, antibióticos y otros químicos. Entonces los ejercicios y una dieta baja en grasa animal de mala calidad, son de suma importancia.

PRUEBAS HORMONALES CASERAS

La próstata es afectada por las hormonas más que cualquier otro factor. Las enfermedades y condiciones de la próstata son mayormente basadas en las hormonas.

Irónicamente, incluso los urólogos casi nunca prueban los niveles de hormonas de sus pacientes, especialmente la testosterona.

Si exiges una prueba de hormonas de tu doctor, es necesaria una extracción de sangre, pagar hasta 100 US$ por cada hormona probada, visitar una segunda vez y finalmente terminar comprando algún medicamento caro por prescripción.

Los resultados de las pruebas, normalmente no distinguen entre los niveles "libres" (niveles biodisponibles) y "limitados" (niveles indisponibles) de la hormona probada.

La mayoría de los doctores no saben la diferencia entre hormonas libres y limitadas. De hecho, la mayoría no sabe cuál hormona probar, como hacer las pruebas y como administrar las suplementales.

Debido a esto, la responsabilidad cae sobre ti mismo, para probar tus niveles de hormonas y mantener un balance saludable.

Cómo funcionan las pruebas de hormonas

Ciertas proteínas en la sangre, como la globulina fijadora de hormonas sexuales (SHBG, por sus siglas en inglés), se unen a la mayoría de las hormonas sexuales volviéndolas biológicamente indisponibles. La testosterona, por ejemplo, es 98% "limitada", lo que deja sólo un 2% de testosterona "libre" biodisponible que realmente afecta nuestros procesos metabólicos. Sólo importan tus niveles de hormonas libres, no-limitados.

Por más de 20 años, los científicos han sido capaces de medir con precisión los niveles de hormonas usando muestras de saliva.

Estas muestras se pueden tomar en casa y ser enviadas a un laboratorio para un análisis de radio inmuno ensayo. El costo de este método es mucho más bajo y la Organización Mundial de la Salud los aprobó en los años 90 gracias a su facilidad de uso, eficacia, exactitud y factibilidad. Este método de probar las hormonas, es el recomendado en este protocolo pero se puede utilizar cualquier método disponible o de preferencia. Como cada país tiene sistemas y reglas diferentes, deberás informarte en tu comunidad local de cómo conseguir estos tipos de test ya sea buscando en línea o investigando en los lugares de interés.

Con los test de saliva se puede probar los niveles de: estradiol, estrona, estriol, testosterona, DHEA, melatonina, pregnenolona, androstenediona, cortisol y otras hormonas. Para medir la progesterona es mejor utilizar el método de extracción de sangre, ya que es una hormona liposoluble.

CONCLUSIÓN HORMONAS

Las hormonas mencionadas son todas necesarias para que el cuerpo funcione adecuadamente. Es particularmente importante para los hombres que sufren de la próstata mantener niveles de hormonas saludables. Mientras que los andrógenos como la testosterona y DHEA son especialmente vitales para la salud de la próstata, cada una de las hormonas básicas juega su rol en los beneficios de salud para esta. Recuerda probar tus niveles de hormonas regularmente para que puedas mantener un balance hormonal saludable.

Sin importar el tipo de enfermedad que estés sufriendo, lo ideal sería probar las 12 hormonas base ya que los doctores de cualquier tipo rara vez hacen estas pruebas. Tus hormonas son extremadamente importantes para todos los aspectos de tu salud. No es posible experimentar un estado óptimo de salud si el sistema endocrino no está balanceado en niveles juveniles.

EJERCICIOS

Sabemos lo bueno, necesario e importante que son los ejercicios para nuestra salud. Para mantenernos en salud y eliminar los problemas de la próstata, es necesario hacer ejercicios. Los ejercicios son muy efectivos en balancear ciertas hormonas que son difíciles de balancear utilizando otros métodos o simplemente no están disponibles en forma de suplementos.

Lo mejor sería tener una rutina de ejercicios balanceada entre aeróbicos y entrenamiento de resistencia (pesas). Pero salir a caminar tan sólo 30 minutos al día, es efectivo y buen comienzo; ahora, es importante aumentar la dificultad agregando más y diferentes ejercicios a medida que el cuerpo se va adaptando. El ciclismo no es bueno para la próstata, ni los ejercicios de resistencia muy pesados, ejercítate con bajo peso. Lo importante es hacer los ejercicios un mínimo de 3-5 veces por semana.

AYUNO

Ayunar una vez a la semana por tan sólo un día. Bastante fácil en general, aunque difícil para muchos.

Beber sólo agua de cena a cena, por ejemplo: Si cenó a las 8:00 PM, no vuelve a comer nada sólido hasta el próximo día a las 8:00 PM, bebiendo sólo agua.

Si considera necesario, puede hacer jugo de vegetales con un extractor, algún batido (esto rompería el ayuno) o una sopa si se siente que no puede aguantar el día completo y se esfuerza el doble la semana siguiente hasta que lo logre.

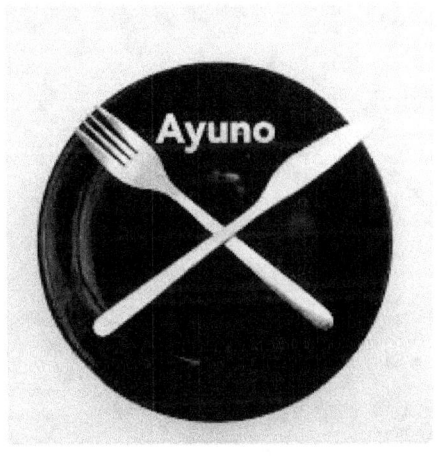

MEDICAMENTOS Y MALOS HÁBITOS

Evite los medicamentos por prescripción, sólo tómelos si son temporales, en caso de emergencia o si hay alguna excepción; como en el caso de la diabetes o un medicamento al cual ya seas adicto y no puedas parar repentinamente. En ese caso elimínelo poco a poco mientras vaya mejorando su situación a través de métodos naturales.

Todos estamos familiarizados con los malos hábitos y en el caso de la próstata, estos incluyen el café. Abandone las bebidas alcohólicas, drogas recreacionales, postres o cualquier otro hábito que no tenga ningún beneficio de salud y sólo la empeore.

Se puede hacer de todo de forma moderada, pero hay que ser consciente si se buscan resultados permanentes, de forma natural.

Para resultados permanentes, se necesitan cambios permanentes.

SUPLEMENTOS DE MANTENIMIENTO

Para mantener la salud necesitamos vitaminas, minerales y otros nutrientes como los antioxidantes y enzimas. Estos nutrientes actúan como la "gasolina" del cuerpo y obtenemos este combustible por medio de la alimentación, con muy pocas excepciones. Como la dieta común no tiene suficiente variedad y los suelos están agotados de nutrientes por causa de la agricultura convencional es necesario tomar suplementos. Estos suplementos nos dan los nutrientes que no logramos obtener de forma natural de los alimentos.

Esta lista es de suplementos de mantenimiento, los suplementos recomendados a largo plazo en el protocolo para mantener la salud general. Para tomar antes, durante y después de completar el protocolo día a día (la misma lista también es recomendada para las damas).

VITAMINAS

Vitamina B: B1 (Tiamina): 1.5mg, B2 (Riboflavina): 1.75 mg, B3 (Niacinina): 20 mg, B6: 2 mg, B12: 2 mg, Biotin: 300 mg, B9 (Ácido fólico): 400 mg, B5 (Ácido pantoténico): 10 mg.

Vitamina C: 60 mg

Vitamina D: 800 IU

Vitamina E: 200 IU (mixed natural tocopherols)

Vitamina K: 2400 mg (K1 y K2)

MINERALES

Los mismos mencionados anteriormente en la misma cantidad.

OTROS NUTRIENTES

Acidophilus: 6 billones de organismos

Acetil-L-carnitina: 500 a 1000 mg

Beta-caroteno: 10,000 IU (preferible la vitamina A)

Beta-glucano: 200 mg o más

Beta-sitosterol, complejo: 300 a 600 mg

CoenzimaQ10: 100 mg

Dindolilmetano (DIM): 200 mg

Aceite de linaza: 1,000 a 2,000 mg (preferible, aceite de hígado de bacalao)

Fructooligosacáridos (FOS): 750 a 1500 mg

Glucosamina: 500 a 1000 mg

L-glutamina: 2,000 mg

Ácido lipoico: 400 mg

N-acetil cisteína (NAC): 600 mg (Glutatión)

Fosfatidilserina (PS): 100 mg

Quercetina: 100 mg

Isoflavonas de soya: 40 mg (genestein y daidzein)

Recuerde que cada persona es diferente y reacciona de diferente forma a diferentes estímulos. Si siente que un suplemento no está haciendo su trabajo puede cambiar la marca, calidad o subir la dosis, si siente que alguno le está haciendo daño o simplemente no es para usted, puede bajar la dosis o eliminarlo.

Al comienzo será un poco abrumador, mucha información, muchos suplementos, muchas instrucciones pero con el tiempo se acostumbrará y comenzará a sentir los suplementos uno a uno aunque se los tome todos juntos, podrá definir la dosis que prefiere y con el tiempo todo se vuelve más fácil y sencillo. Vale la pena.

No opte por cirugía, radiación o medicamentos tóxicos para tratar tus problemas de la próstata, porque puedes terminar en pañales, perdiendo la habilidad sexual o morir una muerte prematura tortuosa. En mi opinión, sólo después de probar todo lo que existe, sin ningún resultado, se puede considerar un método donde los efectos secundarios incluyen la muerte.

Nota: No tengo forma de saber dónde se encuentran estos productos en diferentes lugares del mundo. Se pueden usar los buscadores de internet para encontrarlos de forma local, viendo los nombres y marcas o simplemente comprarlos directamente desde Amazon.com. La razón por la cual no puedo ayudar es porque tenemos lectores de todos los lados del mundo donde se habla español, entonces no sé dónde venden los productos en los diferentes países.

CONCLUSIÓN

Espero que esta información te sea de ayuda y si tienes problemas de la próstata los puedas resolver. Este protocolo funcionó para mí y sin duda alguna sé que funcionará para todo aquel que lo implemente en un estado de ánimo positivo. Vimos como un solo suplemento (ácido elágico) puede mejorar significativamente la salud de la próstata, cuando implementamos todos estos cambios y sugerencias, entonces sin duda alguna los resultados serán rápidamente visibles.

Las investigaciones han demostrado que más del 50% de los hombres de 50 años o más padecen inflamación prostática, prostatitis y cáncer de próstata. Estas afecciones llegan con muchos dolores, síntomas y más problemas debidos al agrandamiento de la próstata. La industria médica seguramente no tiene una solución al problema, pero se niegan a aceptar el tratamiento natural. Muchos pacientes han sido engañados por las empresas médicas que dependen de los medicamentos, sabiendo que no producen resultados y que sólo ocultan los síntomas por un tiempo. Con las terapias naturales efectivas y los productos herbales presentados en este libro, puede estar seguro que su inflamación de próstata y enfermedades y afecciones relacionadas se reducirán drásticamente en un corto período de tiempo y sin poner en peligro su economía.

No me gusta subir las expectativas, ya que creo que es mejor verlo en primera persona, pero; te aseguro que con este protocolo verás mejoras en los síntomas en tan sólo unos días o pocas semanas. Cambios grandes los verás en tan sólo unos meses. Finalmente llegarás al punto donde no te sentirás incómodo ni tendrás ningún problema, incluso si no estás tomando los suplementos, esto ya sucede después de varios meses en el protocolo. Recuerda que aun así debes continuar bebiendo suplementos y alimentándote bien, ya que la deficiencia de ciertos nutrientes es la principal causa de la mayoría de los problemas de salud que existen.

Limitación de Responsabilidad

El autor no asume responsabilidad alguna por errores, omisiones o interpretación contraria de la materia de este libro.

Tenga en cuenta que las directrices o recomendaciones aquí presentes no sustituyen totalmente los consejos médicos. Usted acepta que hace uso de parte o de toda la información de este libro por su cuenta y riesgo. El autor no será responsable por cualquier daño que pueda resultar siguiendo los consejos dados en este libro.

¡Si se está medicando o tiene dudas sobre los consejos dados aquí, consulte a su médico sin demora!

www.ingramcontent.com/pod-product-compliance
Lightning Source LLC
Chambersburg PA
CBHW060336290526
45793CB00003B/636